Prof. Dr. med. Jörg Spitz | William B. Grant, Ph. D.

KREBSZELLEN MÖGEN KEINE SONNE

Vitamin D – der Schutzschild gegen Krebs, Diabetes und Herzerkrankungen

Haben Sie Fragen an den Mankau Verlag?
Anregungen zum Buch?
Erfahrungen, die Sie mit anderen teilen möchten?

Besuchen Sie unsere sozialen Netzwerke:
www.mankau-verlag.de/forum

mankau

Impressum

Bibliografische Information der Deutschen Nationalbibliothek
Die Deutsche Nationalbibliothek verzeichnet diese Publikation in der Deutschen Nationalbibliografie; detaillierte bibliografische Daten sind im Internet über http://dnb.d-nb.de abrufbar.

Prof. Dr. med. Jörg Spitz/William B. Grant, Ph.D.
Krebszellen mögen keine Sonne
Vitamin D – der Schutzschild gegen Krebs, Diabetes und Herzerkrankungen
ISBN 978-3-86374-764-0
5. überarb. u. aktual. Auflage 2025
(1. Aufl. 2010, 2. Aufl. 2011, 3. Aufl. 2017, 4. Aufl. 2020)

Mankau Verlag GmbH
Pfarrgasse 1
D-82497 Unterammergau
kontakt@mankau-verlag.de
Im Netz: www.mankau-verlag.de
Soziale Netzwerke: www.mankau-verlag.de/forum

Lektorat: Ulrich Nigge, Lünen; Redaktionsbüro Julia Feldbaum, Augsburg
Endkorrektorat: Susanne Langer-Joffroy M. A., Germering
Gestaltung Umschlag:
Andrea Barth, Guter Punkt GmbH & Co. KG, München, www.guter-punkt.de
Innenteil: Lydia Kühn, Aix-en-Provence

Alle Illustrationen von Peter Ruge (© Prof. Jörg Spitz), außer S. 40: Dr. Jan Tomaschoff

Druck:
Westermann Druck Zwickau GmbH, Zwickau/Sachsen

FSC www.fsc.org MIX Papier | Fördert gute Waldnutzung FSC® C110508

Hinweis für die Leser:
Die Autoren haben bei der Erstellung dieses Buches sämtliche Informationen und Ratschläge mit Sorgfalt recherchiert und geprüft, dennoch erfolgen alle Angaben ohne Gewähr. Verlag und Autoren können keinerlei Haftung für etwaige Schäden oder Nachteile übernehmen, die sich aus der praktischen Umsetzung der in diesem Buch vorgestellten Anwendungen ergeben. Bitte respektieren Sie die Grenzen der Selbstbehandlung und suchen Sie bei Erkrankungen einen Arzt auf.

KREBS ZELLEN
MÖGEN KEINE
SONNE

Inhalt

TEIL III

ANHANG

Vorwort

»Mithilfe des Sonnenlichts sind wir in der Lage, die Entstehung und Ausbreitung von Krebs zu verhindern!«

Diese klare Aussage zu machen, traut sich derzeit kaum ein Wissenschaftler, obwohl sie eigentlich korrekt ist. Es fehlen dazu allenfalls die »klassischen Beweise« ganz spezieller wissenschaftlicher Untersuchungen. Andererseits gibt es eine überwältigende Fülle von medizinischen Studien, die zeigen, dass mit steigendem Vitamin-D-Spiegel das Risiko sinkt, Krebs oder eine andere Zivilisationserkrankung (Herzinfarkt, Schlaganfall, Diabetes etc.) zu entwickeln.

Der Grund für diese erstaunliche Eigenschaft der Substanz liegt darin, dass fast alle Zellen Vitamin D als Hormon für die Steuerung des Zellstoffwechsels mithilfe der Gene benötigen. Ja, Sie haben richtig gelesen: Nicht die Gene steuern die Zellen, sondern die Zellen steuern die Gene – unter anderem mithilfe von Vitamin D! Und dieses wiederum können und müssen wir mithilfe der Sonne in unserer Haut bilden! Denn in Wirklichkeit gehört Vitamin D zu den Hormonen, die der Körper selbst herstellen kann, und nicht zu den Vitaminen, die wir mit der Nahrung aufnehmen müssen – ganz zu schweigen davon, dass es nicht in ausreichenden Mengen in unserer üblichen Nahrung vorkommt.

Im Volksmund galt schon immer: Ohne Sonne kein Leben! Doch damit sind in der Regel die Wärme der Sonnenstrahlen und ihre Bedeutung für die Pflanzenwelt gemeint (Fotosynthese). Was die Sonne jedoch im Einzelnen für uns Menschen bedeutet, wissen die wenigsten. Eigentlich müssten wir das auch alles nicht wissen, wenn wir uns wie unsere Vorfahren vor Zigtausenden von Jahren verhalten würden! Wir bekamen damals die Gesundheitseffekte ganz einfach frei Haus geliefert – sowohl die Mikronährstoffe in der frischen, natürlichen Nahrung als auch Vitamin D in der Haut durch die Einwirkung der Sonne. Das geschah automatisch im Rahmen unseres Lebensstils – um die Details brauchten wir uns nicht zu kümmern!

Damit sind wir wieder beim Thema: Krebszellen mögen keine Sonne! Wir erklären in diesem Buch eingehend und allgemein verständlich die neuesten Forschungsergebnisse zum Sonnenlicht und dem in unserer Haut entstehenden Vitamin D sowie den positiven Einfluss, den diese Substanz auf die Entwicklung und Ausbreitung bösartiger Tumore hat. Um kein einseitiges Bild von der Wirkung dieses »universellen Sonnenhormons« auf das Krebsgeschehen zu zeichnen, haben wir am Ende des Buches noch einige Kapitel mit weiteren wichtigen Eigenschaften von Vitamin D und anderen Schutzfaktoren für unsere Gesundheit ergänzt und das alles mit grundlegenden Aspekten einer ganzheitlichen Gesundheitsvorsorge verknüpft.

Schlangenbad, im September 2010 Prof. Dr. Jörg Spitz
San Francisco, im September 2010 William Grant, Ph.D.

Ein Wort zur fünften Auflage

Fünfzehn Jahre nach der ersten Auflage dieses Ratgebers scheint eine neuerliche Bestandsaufnahme angezeigt zu sein. Dies haben wir im Frühjahr 2025 getan und zwei erstaunliche Ergebnisse gefunden: Zum einen hat sich die Zahl der wissenschaftlichen Veröffentlichungen zum Thema Vitamin D in den internationalen Datenbanken mit rund 110 000 Titeln mehr als verdoppelt! Zum anderen ist praktisch nichts von dem, was wir in diesem Buch vor fünfzehn Jahren zusammengetragen haben, inzwischen überholt! Es sind »lediglich« wesentlich mehr Details bekannt geworden, und die Bedeutung der verschiedenen Eigenschaften von Vitamin D wurde an größeren Untersuchungsgruppen dokumentiert. Dies trifft mit rund 8000 Veröffentlichungen auch für das leider immer noch nicht aufgearbeitete Thema »Corona-Virus und Covid-19-Pandemie« einschließlich »Long Covid und Turbo-Krebs« zu. Und damit sind wir wieder bei dem unverändert hochaktuellen Thema dieses Buches, der Bedeutung von Vitamin D für die Entstehung und Ausbreitung von Krebs in unserem Körper.

Schlangenbad, im Juli 2025	Prof. Dr. Jörg Spitz
San Francisco, im Juli 2025	William Grant, Ph.D

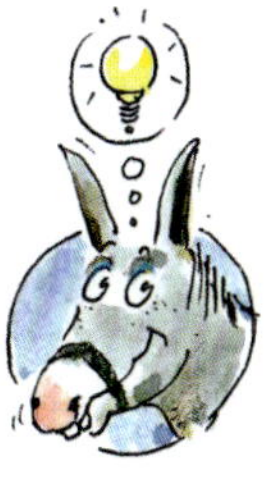

Als Begleiter durch das Buch steht Ihnen weiterhin das abgebildete kleine, pfiffige Eselchen zur Verfügung, dessen »eigentlicher« Auftritt erst am Ende des Buches stattfindet. Viel Vergnügen und reichlich neue Erkenntnisse beim Lesen!

Einleitung

Moderner Lebensstil und krank? Oder »artgerechter« Lebensstil und gesund!

Der vielfach bewunderte technische Fortschritt unserer modernen Zivilisation hat einen hohen Preis! Damit meinen wir nicht den von vielen immer noch skeptisch betrachteten »Teuro«, sondern unsere Gesundheit! Selbst wenn die Menschen sich über diesen Preis im Klaren wären, wäre er noch zu hoch. Leider kennen viele Menschen jedoch den Gegenwert nicht, mit dem sie für den großzügigen Konsum der neuesten technischen Errungenschaften zahlen: ihre Gesundheit!

Denn die Nutzung der vielfältigen neuen Technologien führt dazu, dass wir unseren althergebrachten Lebensstil so verändert haben, dass er nicht mehr artgerecht ist – meist ohne uns dessen bewusst zu sein. So fordern viele Menschen heute zwar recht lautstark und sicherlich auch zu Recht ein »artgerechtes« Leben für jeden Affen im Zoo, vergessen dabei jedoch, an den »eigenen Affen in sich selbst« zu denken, der längst nicht mehr »artgerecht« lebt.

In Bezug auf das Thema des Buches – Vitamin D – leben wir heute eher wie Grottenolme in Höhlen (Gebäuden) oder wie U-Boot-Fahrer: nahezu ohne jegliches Sonnenlicht und nicht – wie einst als Jäger und Sammler – den ganzen Tag im Freien unter der Sonne, und zwar ohne Schutzkleidung und Sonnenschutzcreme!

Der Schlüssel zum Verständnis der Bedeutung eines »artgerechten Lebens« ergibt sich ganz konkret aus dem Vergleich unserer heutigen Lebensweise mit dem Leben unserer Vorfahren. Damit sind aber nicht unsere Großeltern und Urgroßeltern gemeint, denn die waren ebenfalls bereits von den »Segnungen« der Zivilisation betroffen, wenn auch noch nicht in einem solchen Ausmaß wie die Menschen heute. Wir meinen hier die Ur- und Steinzeitmenschen.

Die chronologische Aufzählung in **Tabelle 1** verdeutlicht, dass selbst ein Zeitraum von 10 000 Jahren, seitdem wir Ackerbau und Viehzucht betreiben, nur 0,5 Prozent der menschlichen Geschichte darstellt. Und das letzte knappe halbe Jahrhundert der Computertechnologie lässt sich in Prozentzahlen nicht mehr sinnvoll ausdrücken. Doch gerade in diesen letzten Jahrzehnten haben wir unseren Lebensstil radikal verändert.

Entwicklungsgeschichte der Menschheit

120 000	Generationen als Jäger und Sammler:	99,5 Prozent
500	Generationen Ackerbau und Viehzucht:	0,5 Prozent
10	Generationen in der industriellen Revolution:	0,01 Prozent
1	Generation in der Computerwelt:	0,001 Prozent

Tab. 1: Entwicklungsgeschichte der Menschheit. Unser Körper hatte noch keine Zeit, sich an die veränderten Bedingungen des Computerzeitalters anzupassen.

Dazu zwei eindrucksvolle Beispiele: Unsere Vorfahren sind täglich bis zu 20 Kilometer gelaufen, um etwas zu essen zu finden. Im Durchschnitt bewegen wir uns aktuell noch 600 bis 800 Meter. Und unsere Nahrung besteht heute nur noch zu 30 Prozent aus dem, was unsere Vorfahren einmal gegessen haben! Trotz seiner ungeheuren Kompensationsfähigkeit kann der Körper die sich daraus ergebenden Diskrepanzen und Defizite in vielen Fällen nicht mehr ausgleichen und wird krank.

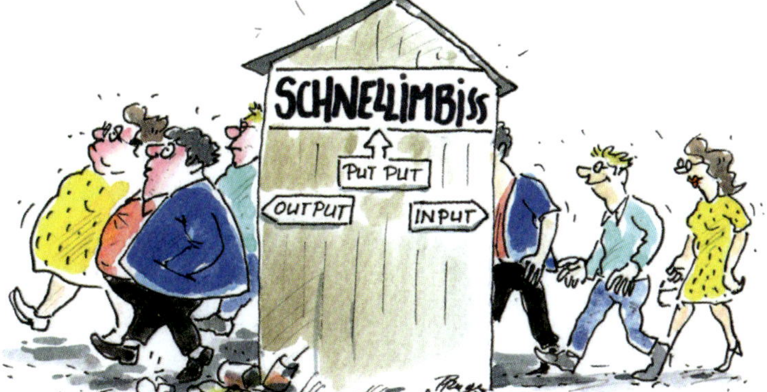

Abb. 1: Einfluss des Lebensstils auf die Gesundheit.

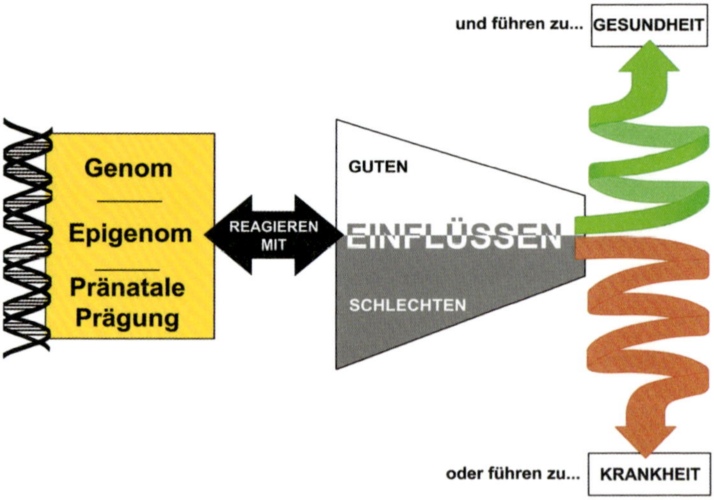

Abb. 2: Vereinfachte Darstellung des komplexen Zusammenspiels der Gene, der Epigenetik und externer Einflüsse auf den Körper, die zu Gesundheit oder Krankheit führen können. (Modifiziert nach Holford P.: The New Optimum Nutrition Bible, Crossing Press 2004)

Inzwischen gibt es deutlich genauere Vorstellungen über die Vorgänge bei der Entstehung der chronischen Erkrankungen, als der Zeichner des Cartoons sie vermitteln kann – auch wenn er die Problematik sicherlich treffend darstellt.

Abbildung 2 zeigt, dass es sich dabei um ein Zusammenspiel von genetischen Faktoren und positiven sowie negativen äußeren Einflüssen auf den Körper handelt (Epigenetik). Einfach formuliert: Überwiegen die positiven Einflüsse, bleiben wir gesund, überwiegen die negativen Einflüsse, kommt es zur Krankheit.

Während zahlreiche Einwirkungen auf den Körper von jedem Menschen individuell gestaltet werden können, ist eine direkte Beeinflussung der Gene selbst derzeit praktisch noch nicht möglich. Also sollten wir uns an die eigene Nase fassen und das Augenmerk auf unseren Lebensstil richten, anstatt über die ererbten schlechten Gene zu jammern!

Diese Aufforderung wird noch unterstützt durch die umfangreichen Forschungsergebnisse der Epigenetik. Diese zeigen, dass wir mit unserem Lebensstil zwar nicht auf die Gene selbst, jedoch auf deren

Funktion Einfluss nehmen können, ohne die Erbsubstanz selbst zu ändern: ein neues und besonders spannendes Kapitel der Wissenschaft, das uns zu besserer Selbstwirksamkeit verhilft.

Welches Ausmaß die Folgen unserer Lebensweise auf die Gesundheit beziehungsweise die Ausbildung von Krankheiten haben können, wurde bereits vor einigen Jahren in einer amerikanischen Untersuchung an medizinischem Personal festgestellt und im Jahr 2009 durch die Ergebnisse der europaweiten EPIC-Studie auch für Deutschland bestätigt.

Nahezu 30 000 Bundesbürger wurden dazu eingehend untersucht und bislang zweimal im Abstand von vier Jahren nachuntersucht. Unter anderem wurden vier Risikofaktoren des Lebensstils beobachtet und ausgewertet: Rauchen, Übergewicht, ungesunde Ernährung und fehlende körperliche Aktivität.

Dabei zeigte sich, dass lediglich 9 Prozent aller Bürger keinen Risikofaktor aufwiesen, während die Mehrzahl sogar mehrere Risikofaktoren gleichzeitig trug. In Bezug auf die Ausbildung von chronischen Krankheiten ergab sich Erstaunliches: Wer sich keine Risikofaktoren leistet, reduziert die Wahrscheinlichkeit, eine Zuckerkrankheit (Diabetes Typ 2) zu bekommen, um 90 Prozent; das Risiko für einen Herzinfarkt vermindert sich um 81 Prozent, die Gefahr einer anderen chronischen Erkrankung sinkt um 78 Prozent!

Im Klartext bedeutet dies, dass 90 Prozent aller Fälle von Diabetes und die daraus für die Betroffenen, aber auch für unser Gesundheitssystem resultierenden Probleme hausgemacht sind! Ähnliches gilt für die Herz-Kreislauf-Erkrankungen! Eigenartigerweise (oder vielmehr bezeichnenderweise?) wurden diese Daten bislang nur in einer wissenschaftlichen Fachzeitschrift im Ausland veröffentlicht! Oder haben Sie im Jahr 2009 eine Schlagzeile darüber in einem bekannten Boulevard-Blatt gefunden? Denn diese Meldung wäre es wert gewesen: »90 Prozent aller Zuckererkrankungen hausgemacht und vermeidbar!«

Die Ergebnisse erklären auch, warum die chronischen Erkrankungen in den letzten Jahrzehnten immer weiter angestiegen sind: Durch die zunehmenden negativen Faktoren unseres Lebensstils haben wir bereits vorhandene Risiken weiter erhöht und neue Risikofaktoren geschaffen.

Diese bringen den Stoffwechsel des Körpers dann letztendlich oft zur Entgleisung, was sich in den vielfachen chronischen Erkrankungen äußert. Das Ganze erinnert an die alte Spruchweisheit:

Viele Hunde sind des Hasen Tod!

So viel zu den bereits bekannten Grundlagen der Entstehung chronischer Erkrankungen. Im nächsten Kapitel werden wir die herausragende Bedeutung des Sonnenlichts als weiteren und neu erkannten Faktor bei der Entstehung der ausufernden gesundheitlichen Probleme unserer Zeit darstellen. Was wir grundsätzlich gegen diese Pandemie tun können, wollen wir am Ende des Buches ab Seite 137 mit einem neuen Projekt vorstellen.

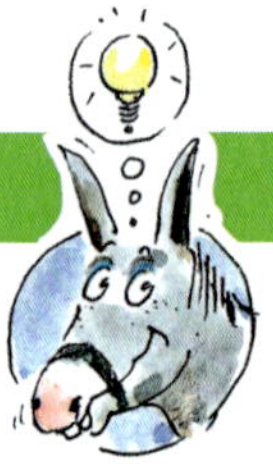

Was unser Eselchen in diesem Kapitel lernen konnte:

Ein artgerechter Lebensstil ist die beste Voraussetzung, Krankheiten zu vermeiden und bis ins Alter über eine hohe Lebensqualität zu verfügen. Die bekanntesten positiven Einflussfaktoren sind bislang eine ausreichende körperliche Aktivität und eine gesunde Ernährung sowie ein guter sozialer Bezug. Umgekehrt sind Rauchen, Übergewicht und Stress die bedeutendsten negativen Faktoren. Allerdings schafft es nur eine kleine Minderheit der Bevölkerung, ihren Lebensstil entsprechend auszurichten.

TEIL I

WISSENSWERTES

Die Sonne – Gott oder Dämon?

Ohne Sonne kein Leben auf der Erde! Diesen Spruch haben wir bereits einmal erwähnt, und die Erkenntnis ist auch den meisten Menschen vertraut. Wissen wir doch, dass die Sonne der Erde die benötigte Wärme spendet und die Pflanzen aus dem Sonnenlicht die Energie für ihren Stoffwechsel beziehen. Die auf diese Weise in den Pflanzen angesammelte Energie ist nicht nur die Basis der zur Neige gehenden fossilen Brennstoffe, sondern seit Millionen von Jahren bis heute die Basis der Ernährung für Tiere und Menschen.

Umso unverständlicher erscheint es, dass gerade der Mensch, die »Krone der Schöpfung«, in unserer heutigen Zeit diese segensreiche Sonne durch zahlreiche Maßnahmen bewusst oder unbewusst zunächst aus seinem persönlichen Alltagsleben weitgehend ausgeschlossen hat. Inzwischen fürchtet er sie sogar: Sonnenstrahlen gelten nicht mehr als Leben bringend, sondern als tödlich, denn sie verursachen Krebs. Menschheit, wohin bist du gekommen?!

Unsere Geschichtsbücher belegen, dass dies nicht immer so war. Vielmehr wurde die Sonne häufig wie ein Gott verehrt. So galt im antiken Ägypten der Sonnengott Re als einer der mächtigsten Götter. Die alten Griechen verehrten Helios als ihren Sonnengott, und die Römer nannten diesen »Sol«, dessen Kult bereits auf die Zeiten der Stadtgründung Roms zurückgeht. Auch die Inkas in den Anden Südamerikas verehrten die Sonne und errichteten überall in ihrem Reich Tempel, die der Sonne geweiht waren.

In der Medizin wird seit der Antike immer wieder über die positive Wirkung der Sonne als »Heliotherapie« berichtet. Die Assyrer kannten bereits das Sonnenbaden und hatten eigene Einrichtungen

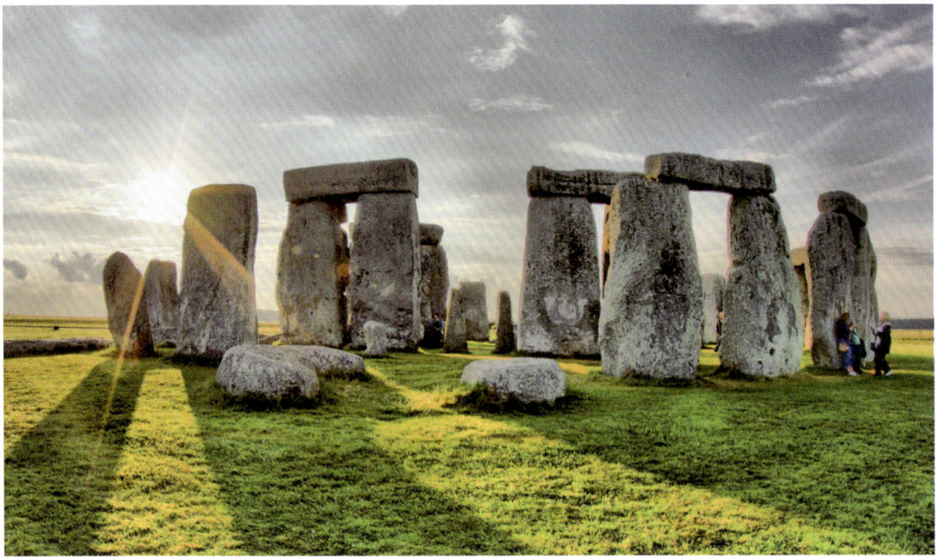

Abb. 3: Die alte Kultstätte Stonehenge (England) beweist, dass auch unter den nordischen Völkern die Sonne verehrt wurde. (© Gooseman – Fotolia.com)

dafür. Die Römer pflegten nicht nur eine hoch entwickelte Badekultur, sondern statteten ihre Häuser bereits mit »Solarien« auf den Dächern aus.

Mit dem Untergang des Römischen Reiches fand auch dessen Bade- und Besonnungskultur ein Ende. Im dunklen Mittelalter waren leichte Bekleidung oder gar nackte Körper unsittlich. Erst die Neuzeit brachte eine Wandlung mit sich. In der Schweiz wurden 1855 die ersten Sanatorien für eine Behandlung mit Sonnenlicht eingerichtet.

Der dänische Arzt Niels Ryberg Finsen erhielt 1903 für seine Erfindung des künstlichen Sonnenlichts den Nobelpreis. Er setzte es ein zur Behandlung von infektiösen Krankheiten wie Tuberkulose und Pocken. Auch in der allgemeinen Bevölkerung wuchs das Interesse an der Heliotherapie. Denn im Zuge der zunehmenden Industrialisierung verlagerten immer mehr Menschen nicht nur ihren Arbeitsplatz in die Fabriken, sondern auch ihren Wohnort in die vom Qualm überlagerten Städte. Damit verringerte sich automatisch die Möglichkeit zur täglichen Sonnenexposition. Ein Urlaub oder eine Kur »auf dem Land« boten einen willkommenen Ausgleich.

Die zahlreichen Kurorte in den Alpen, aber auch in den deutschen Mittelgebirgen bezeugen die Wertschätzung des Mottos: Zurück zur Natur! Allerdings wurden die gesundheitlichen Erfolge häufig mehr der guten Luft als der Sonneneinstrahlung zugeschrieben, sodass sich der Begriff des »Luftkurortes« entwickelte. Typischerweise finden sich jedoch fast all diese Orte in einer mehr oder minder ausgeprägten Höhenlage, die automatisch eine intensivere Sonneneinstrahlung garantiert.

Bedingt durch die Entwicklung der Antibiotika – als hochwirksame Medikamente gegen infektiöse Krankheiten – verloren die Sanatorien in der Zeit nach dem Zweiten Weltkrieg wieder an Bedeutung in der Medizin. Geblieben ist jedoch, zumindest in einem Teil der Bevölkerung, die Vorstellung von einer »gesunden Bräune« durch die Sonne.

Mit dieser Auffassung wird allerdings ein Nebeneffekt der Sonneneinstrahlung – nämlich der Schutz vor zu viel Sonne durch Pigmenteinlagerung (»Bräunung«) – zum Hauptzweck des Sonnenbadens gemacht. Leider wird dabei allzu häufig die allgemeingültige Warnung von Paracelsus, einem Altmeister der Medizin, nicht beachtet:

»Allein die Dosis macht das Gift!«

Wie wir im Kapitel »Bösartige Tumore der Haut« nochmals eingehender besprechen werden, ist also nicht die Sonne das Problem, sondern unser Umgang mit ihr. Im nächsten Kapitel werden wir den Zusammenhang zwischen dem Sonnenlicht und Vitamin D erläutern.

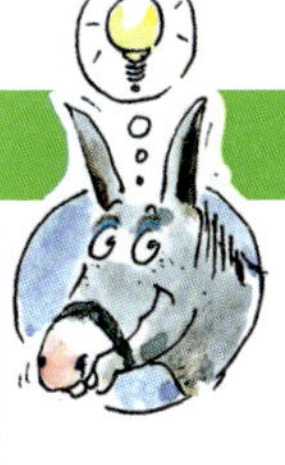

Was unser Eselchen in diesem Kapitel lernen konnte:

Ohne Sonne kein Leben auf der Erde! In früheren Kulturen wurde die Sonne entsprechend als Gott verehrt. Noch bis Mitte des 20. Jahrhunderts hat man sie sogar medizinisch genutzt und zur Behandlung von Infektionskrankheiten wie Tuberkulose eingesetzt. All dies scheinen die modernen Menschen vergessen zu haben, da die Sonne heute oft nur noch als todbringender, bösartiger Dämon angesehen wird, der Krebs verursacht.

Unser Körper – ein gigantischer Chemiekonzern mit besonderen Qualitäten

Wenn wir die Wirkungsweise der Sonnenstrahlen auf unseren Körper verstehen wollen, müssen wir wissen, wie unser Organismus grundsätzlich funktioniert. Viele Menschen machen sich darüber kaum Gedanken und nehmen die vielfältigen, höchst komplizierten Körperfunktionen als selbstverständlich hin. Diese Haltung kann schwerwiegende Folgen für die Gesundheit haben!

In der Tat ist unser Körper ein wahrer Chemiegigant! Das »Unternehmen« verfügt über 50 Billionen komplett ausgerüstete chemische Fabriken, nämlich die Körperzellen. Bekanntlich können Fabriken jedoch nur so lange arbeiten und etwas produzieren, wie sie über genügend Material verfügen.

Und es genügt nicht irgendein Rohstoff, sondern es werden spezielle Materialien benötigt, je nachdem, was die Fabrik herstellt. Und diese Ausgangsstoffe müssen konstant zur Verfügung stehen, sonst stoppt die Produktion. Genau die gleichen Voraussetzungen gelten auch für die Zellen in unserem Körper.

Den benötigten Nachschub erhalten wir vor allem über die Nahrung. Sie muss sämtliche Substanzen enthalten, die der Körper für den ständigen Betrieb seiner Zellen braucht und nicht selbst herstellen kann. Dabei hat der im Deutschen übliche Begriff »Lebensmittel« eine doppelte Bedeutung: Zum einen kann er aussagen, dass es sich um »lebendes« Material handelt. Und in der Tat haben die Menschen, bevor ihnen das Feuer zum Kochen zur Verfügung stand, ihre Nahrung roh verzehren müssen. Für viele Menschen heute ein unvorstellbarer oder gar ekliger Gedanke! Der rohe Zustand der Nahrung hat jedoch eindeutig den Vorteil, dass keinerlei Inhaltsstoffe durch die Zubereitung verloren gehen oder verändert werden. Wir werden auf die besondere Bedeutung der Ernährung für unsere Gesundheit am Ende des Buches noch einmal gesondert eingehen.

Die zweite Interpretation des Begriffes »Lebensmittel« geht dahin, dass wir dieses Material für den Erhalt unseres eigenen Lebens benötigen. Und auch dieser Gedanke ist vielen Menschen fremd geworden oder verloren gegangen. In der Regel isst man heute irgendetwas, weil man Hunger oder auch nur Appetit auf etwas hat, aber nicht, um dem Körper das zuzuführen, was er für den Stoffwechsel dringend braucht!

Da der Zellstoffwechsel viel komplizierter und dennoch effektiver abläuft als die Produktion in einer Fabrik, kann die Zelle in der Regel vorübergehende Defizite in der Zufuhr ausgleichen. Auf Dauer geht dies jedoch nicht. Dann wird die Funktion der Zelle beeinträchtigt und natürlich auch die des jeweiligen Organs, zu dem diese Zelle gehört. Der Körper wird krank!

Dieses Prinzip gilt allerdings nicht nur für Material, das wir mit der Nahrung aufnehmen müssen, sondern auch für Substanzen, die der Körper selbst herstellt. Und damit sind wir endlich beim Thema dieses Buches angelangt: bei Vitamin D – dem Sonnenhormon!

Vitamin D wird zusammen mit den Vitaminen A, E und K zu den fettlöslichen Vitaminen gezählt. Es zeigt jedoch aufgrund vieler neuer Erkenntnisse über seinen Ursprung, seine Herstellung und seine Funktionen auch eine chemische Verwandtschaft mit anderen bekannten Hormonen des Körpers wie den Sexualhormonen Östradiol und Testosteron oder den Schilddrüsenhormonen. Auch diese Hormone steuern ja bekanntlich eine ganze Reihe von Funktionen in unserem Körper.

Bis in die 1970er-Jahre hinein wurde Vitamin D nahezu ausschließlich mit dem Knochenstoffwechsel und hier insbesondere mit der Rachitis von Kindern in Verbindung gebracht. Mit dem Nachweis der aktiven Form von Vitamin D, dem Calcitriol, begann die Suche nach den exakten Wirkungsmechanismen. Bald darauf führten diese Arbeiten dann zur Entdeckung der Vitamin-D-Rezeptoren (VDR) in den Zellen.

Diese Rezeptoren wirken dort wie ein Sicherheitsschloss für die Steuerung zahlreicher epigenetischer Vorgänge, das sich nur mit einem bestimmten Schlüssel öffnen lässt. Vitamin D ist ein solcher Schlüssel. Die Zellen verfügen über eine ganze Reihe von Rezeptoren für sehr unterschiedliche Substanzen, sowohl in den Wänden als auch innerhalb der Zelle selbst.

Die Sensation war jedoch perfekt, als die Rezeptoren für Vitamin D nicht nur in den bekanntlich am Knochenstoffwechsel beteiligten Organen (Knochen, Darm und Niere), sondern auch in vielen anderen Organen gefunden wurden. Die Vermutung, dass die aktive Form des Sonnenhormons, das Calcitriol, auch in diesen Zellen durch Umwandlung einer Vorstufe entsteht und eine Wirkung hat, wurde in den folgenden Jahren durch zahlreiche wissenschaftliche Untersuchungen belegt.

Die detaillierte Darstellung des hoch komplizierten Vitamin-D-Stoffwechsels in den Zellen sprengt den Rahmen dieses kleinen Buches aber bei Weitem! Es ist jedoch unser Ziel, die außerordentliche Bedeutung von Vitamin D für die Gesundheit der Menschen und insbesondere seine Rolle beim Krebsgeschehen allgemein verständlich zu dokumentieren.

Dazu gehört vor allem die Darstellung, weshalb es zu einem Mangel an Vitamin D kommen kann. Daher wollen wir die Grundzüge der Produktion von Vitamin D hier kurz erläutern. Die chemische Formel der im Blut nachweisbaren Vorstufe des aktiven Hormons, das 25-Hydroxycholecalciferol, haben wir in **Abbildung 4** dargestellt.

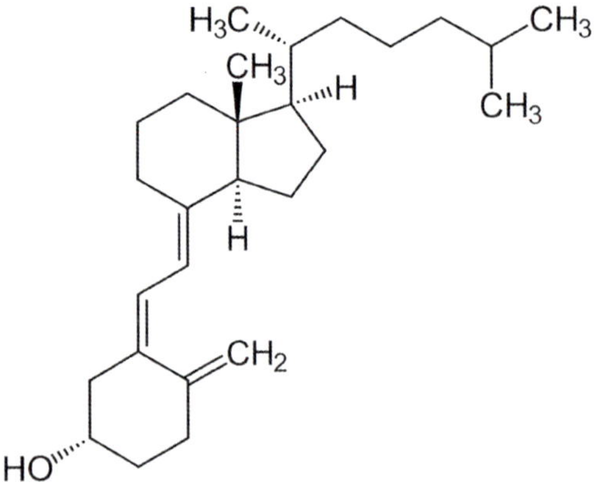

Abb. 4: Strukturformel von Vitamin D (25-OH Vitamin D3 oder auch 25-Hydroxycholecalciferol genannt)

Die in der Leber aus Cholesterin gebildete erste Vorstufe (Provitamin D) wird – an einen Eiweißkörper gebunden – mit dem Blutkreislauf in die Haut transportiert. Dort entsteht unter der Einwirkung des ultravioletten Anteils der Sonnenstrahlen (UV-B mit 280 bis 320 nm Wellenlänge) eine weitere Vorstufe des Vitamins D, das Cholecalciferol, das mit dem gleichen Transporteiweiß wieder zurück zur Leber transportiert wird. Diese bildet dann, sozusagen als Basis für den

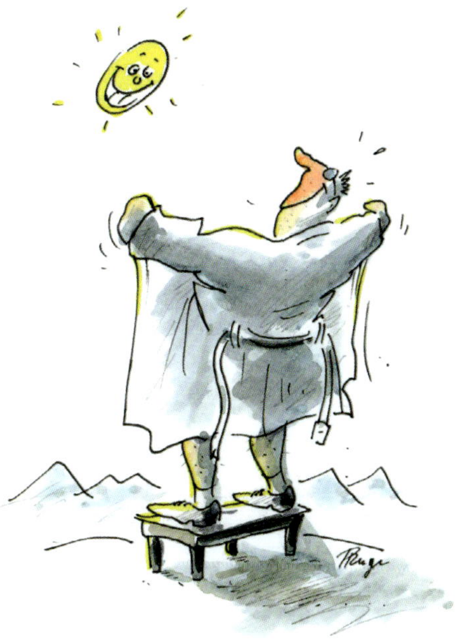

Abb. 5: Produktion von Vitamin D in der Haut mithilfe des Sonnenlichts.

Vitamin-D-Stoffwechsel im gesamten Körper, das 25-Hydroxycholecalciferol.

Wenn nicht ausdrücklich anders erwähnt, bezieht sich die Bezeichnung »Vitamin D« – nicht nur in diesem Buch – auf diese spezielle chemische Form (auch »25-OH Vitamin D3« genannt).

Auf die gleiche Weise wird das in der Regel nur in geringen Mengen aus der Nahrung (oder als Supplement) aufgenommene Cholecalciferol in der Leber weiterverarbeitet und als 25-OH Vitamin D3 in das Blut abgegeben. Erst in den Zellen des Körpers entsteht dann die aktive Form des Vitamin D, das Calcitriol.

In den Zellen reagiert dieses Calcitriol mit den schon beschriebenen Vitamin-D-Rezeptoren (VDR), die dann auf verschiedenen Signal-Übertragungswegen in den Zellstoffwechsel eingreifen und dabei unter anderem rund 2000 Gene steuern.

Der Vollständigkeit halber möchten wir noch erwähnen, dass nicht mehr benötigtes Calcitriol die Zellen nicht verlässt, sondern vor Ort durch ein Enzym inaktiviert und als kalzitroische Säure ausgeschieden wird. In **Tabelle 2** haben wir die Abläufe nochmals übersichtlich zusammengefasst.

Entstehung von Vitamin D (körpereigene Produktion)

Prävitamin D3	7-Dehydroxycholesterol (7-DHC) in der Leber.
Provitamin D3	In der Haut aus 7-Dehydroxycholesterol synthetisiert.
Cholecalciferol	Vitamin-D3-Synthese in der Haut aus Provitamin D3 unter der Einwirkung von UV-B-Licht.
Calcidiol	25-Hydroxycholecalciferol oder Calcifediol (25-OH D3). Entsteht in der Leber als erster Schritt der Konversion von Vitamin D3 in seine aktive Form.
Calcitriol	1,25-Dihydroxyvitamin D3 (1,25-(OH)2 D3). Die biologisch aktive Form des Vitamins D3. Diese zweite Hydroxylierung geschieht in den Zellen der Niere und vieler anderer Organe.

Anmerkung: In einigen Nahrungsmitteln wie Pilzen und in (vorwiegend amerikanischen) Nahrungsergänzungsmitteln findet sich Ergocalciferol oder Vitamin D2. Dies kann der Körper ebenfalls über eine Umwandlung in der Leber verwerten.

Tab. 2: Liste verschiedener Vorstufen und Formen von Vitamin D.

Die geschilderten Stoffwechselvorgänge unterliegen zusätzlich zahlreichen Steuerungsmechanismen im Körper, auf die wir hier ebenfalls nicht eingehen, da sie in ihrer Komplexität nur verwirren.

Allerdings könnten hier die Ursachen für eine »Vitamin-D-Resistenz« zu finden sein, die noch Gegenstand der aktuellen Forschung ist. Dabei wird diskutiert, dass eine solche eingeschränkte Fähigkeit, Vitamin D in den Zellen zu nutzen, etwa bei einem Viertel der Bevölkerung vorliegt. Diese Menschen benötigen dann – ähnlich wie ein Zuckerkranker vermehrt Insulin braucht – deutlich mehr Vitamin D, um einen gesunden Zellstoffwechsel sicherzustellen. Ebenso wie bei der Insulinresistenz lässt sich die Vitamin-D-Resistenz offensichtlich durch eine erhöhte Zufuhr von Vitamin D überwinden. Diese Vitamin-D-Hochdosis-Therapie (Coimbra-Protokoll) sollte allerdings nur von speziell geschulten Ärzten durchgeführt werden, da es hier – im Gegensatz zur Zufuhr von Vitamin D in den üblichen Dosierungen – in der Tat zu Komplikationen kommen kann.

Vitamin D und seine Cofaktoren

Der Inhalt dieses Kapitels gehört zu den in der Einleitung angekündigten neuen Erkenntnissen seit der ersten Ausgabe dieses Buches. Lag seinerzeit der Fokus auf der Dokumentation des weitverbreiteten Vitamin-D-Mangels und seiner Folgeerscheinungen für zahlreiche lebenswichtige Funktionen unseres Körpers, wurden zwischenzeitlich durch die intensive Erforschung des Vitamin-D-Stoffwechsels zusätzliche Faktoren bekannt, die seine Wirkung positiv oder negativ beeinflussen. Neben weiteren fettlöslichen Vitaminen wie Vitamin A und Vitamin K2 geht es dabei insbesondere um den Mineralstoff Magnesium.

Cofaktor Magnesium

Magnesium ist zweifelsohne eines der wichtigsten Mineralien in unserem Körper und für mehr als 800 enzymatische Reaktionen zuständig. Das Supermineral ist für eine muskelentspannende Wirkung sowohl am Skelett- als auch am Herzmuskel zuständig. Darüber hinaus sind viele andere biochemische Prozesse von einer ausreichenden Magnesiumversorgung abhängig. So braucht Vitamin D u. a. zwingend Magnesium für seine Aktivierung. Damit Vitamin D, das durch UV-B-Strahlung auf der Haut entstanden ist, in 25-Hydroxy-Vitamin D und anschließend in die aktive Form 1,25-Dihydroxy-Vitamin D3 umgewandelt werden kann, ist jeweils Magnesium notwendig. Dabei wird der essenzielle Mineralstoff verbraucht und steht dadurch für andere Prozesse im Körper nicht mehr zur Verfügung.

Hinzu kommt, dass durch Überzüchtung der Pflanzen und Überdüngung der Böden unsere heute verfügbaren Lebensmittel nicht mehr die hohen Mineralstoffanteile enthalten, wie das früher der Fall war. Das gilt natürlich auch für Magnesium. Ferner ist bei einem Großteil der Bevölkerung der Verzehr von Obst und Gemüse ohnehin eingeschränkt. Eine zusätzliche Zuführung von Magnesium durch bioverfügbare Supplemente (mindestens 700 mg täglich) ist daher in aller Regel empfehlenswert.

Cofaktor Vitamin K2

Wer sich heute intensiver mit dem Thema Vitamin D beschäftigt, der kommt an Vitamin K2 als Kofaktor für Vitamin D nicht mehr vorbei. Vitamin K2 gehört – wie schon erwähnt – zu den fettlöslichen Vitaminen und gilt als essenzieller Nährstoff. Es ist u. a. für die Aktivierung von Osteocalcin und Matrix-GLA Protein (MGP) wichtig, die das Kalzium zu den Knochen transportieren und darin einlagern (siehe **Abbildung 6**). Dabei arbeitet das Vitamin K2 synergetisch mit dem Vitamin D zusammen, das die Bildung von Osteocalcin und MGP fördert. Gleichzeitig werden Verkalkungen von Blutgefäßen und anderen Geweben verhindert oder aufgelöst, wie in dem Schaubild dargestellt.

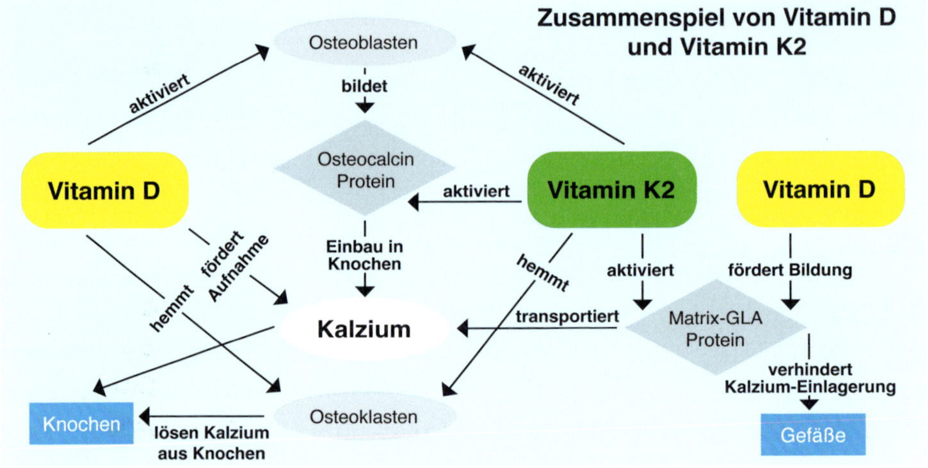

Abb. 6: Zusammenhänge zwischen Vitamin D und Vitamin K2 anhand des Knochenstoffwechsels und der Gefäßverkalkung. (© Dr. A Edalatpour/Nicole Kreft)

Vitamin K2 hat neben der knochenaufbauenden Funktion eine ganze Palette von anderen Fähigkeiten, auf die wir angesichts des limitierten Umfangs auch der Neuauflage ebenfalls nicht näher eingehen können. Wir verweisen – wie auch an anderen Stellen in diesem Buch – auf die von Jörg Spitz in Ergänzung zu seinen Büchern geschaffene Internetseite »Sonnenallianz« (https://sonnenallianz.spitzen-praevention.com).

Cofaktor Vitamin A

Das fettlösliche Vitamin A hat ein Aufgabenspektrum, das fast genauso groß ist wie jenes von Vitamin D – hier auf die Einzelheiten einzugehen, würde den Rahmen des Buches sprengen. Es gibt zwei gute Gründe, Vitamin A als Kofaktor von Vitamin D kurz zu würdigen. Der eine Grund liegt darin, dass die aktivierte Form von Vitamin A – genauso wie die aktivierte Form von Vitamin D – über Rezeptoren in den Zellen unsere Gene beeinflusst. Eine in Fachkreisen schon länger bekannte Tatsache, die jedoch im Alltagsgeschäft wenig erwähnt wird, ist die kombinierte Nutzung des Vitamin-D- und Vitamin-A-Rezeptors, um die erwünschte Gensteuerung zu bewirken. Da die Rezeptoren von den zugehörigen Vitaminen gemeinsam aktiviert werden müssen, führt ein Mangel an Vitamin A zu einer Beeinträchtigung der Vitamin-D-Wirkung in der Zelle. Ganz schön kompliziert, aber dann wieder einfach, wenn der Körper über alle Ressourcen verfügt, auf die er evolutionär angewiesen ist!

Wie wichtig ist die Kombination mit Kalzium?

Auf die häufig gestellte Frage, ob neben einer Aufrechterhaltung des Vitamin-D-Spiegels eine zusätzliche Kalzium-Supplementation empfehlenswert ist, lautet die klare Antwort in der Regel: nein. Wie schon im Kapitel 3 erwähnt, hängt das Zusammenspiel zwischen Kalzium und dem Parathormon vom vorhandenen Vitamin-D-Spiegel im Blut ab. Ohne Vitamin D ist keine oder nur eine eingeschränkte Kalziumaufnahme über den Darm möglich. Sind die Vitamin-D-Werte im Keller, wird durch Parathormon Kalzium aus den Knochen mobilisiert, um die Kalziumkonzentration im Blut aufrechtzuerhalten. Die Folge: Kalziummangel in poröser werdenden Knochen.

Wenn der Mensch sich normal ernährt, ist davon auszugehen, dass er seinem Körper mehr als genügend Kalzium (1000 mg/Tag) zuführt. Also liegen die Ursache für einen Mangel und die damit verbundenen Probleme meistens in zu niedrigen Vitamin-D-Spiegeln.

Ausschließlich bei erwiesenem Kalziummangel – trotz adäquater Vitamin-D-Versorgung – kann im Einzelfall eine Supplementation mit Kalzium hilfreich sein. Denn eine willkürliche Nahrungsergänzung mit einem Kalzium-Monopräparat steht maßgeblich in Verdacht, Herz-Kreislauf-Erkrankungen erst recht zu begünstigen.

Mehr zu dem komplexen Thema der Cofaktoren von Vitamin D erfahren Sie in der umfangreichen digitalen Datenbank des von Jörg Spitz geschaffenen Internetportals (https://sonnenallianz.spitzen-praevention.com). Diese Daten können aus dem »Haus der hellen Köpfe« (siehe Seite 137 ff.) mithilfe künstlicher Intelligenz direkt abgefragt werden.

Doch nun zurück zur umfangreichen Bedeutung des Sonnenlichts und des mit seiner Hilfe hergestellten Vitamins D für den Menschen.

Mittlerweile ist nämlich nicht mehr allein die Wirkung des Sonnenhormons am Knochen Thema der Forschungsberichte, sondern die spektakuläre Bedeutung von Vitamin D für nahezu alle wichtigen Körperfunktionen: das Immunsystem, die Tumorentstehung, die Erkrankungen des Herz-Kreislauf-Systems, des zentralen Nervensystems und zahlreicher weiterer Organsysteme. Diese Zusammenhänge möchten wir jeweils in eigenen Kapiteln, insbesondere für ausgewählte Tumorerkrankungen, näher erläutern.

Zunächst müssen wir uns jedoch noch einem anderen, ganz wichtigen Punkt widmen: Wie viel Vitamin D braucht der Mensch überhaupt, und haben wir genug davon im Körper?

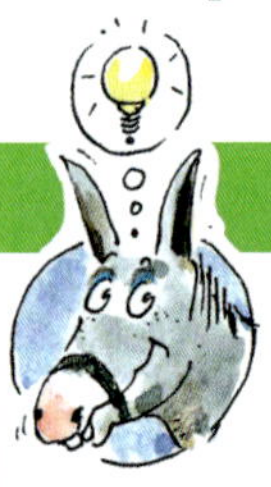

Was unser Eselchen in diesem Kapitel lernen konnte:

Unser Körper ist ein gigantischer Chemiekonzern, der neben zahlreichen Substanzen aus der Nahrung für die Funktionsfähigkeit seiner Zellen auch Vitamin D braucht. Dieses kann er im Rahmen eines komplizierten Verfahrens in mehreren Schritten selbst herstellen. An diesem Prozess sind außer der Haut und dem Sonnenlicht noch die Leber und einige andere Faktoren beteiligt. Die Verwertung erfolgt dann direkt in den Zellen des Körpers.

Wie viel Vitamin D braucht der Mensch?

Eigentlich ist unsere Haut in der Lage, mithilfe des Sonnenlichts genügend Vitamin D für den Körper herzustellen. Folgende Faktoren schränken jedoch diese Fähigkeit ein: Alter, Sonnenstand (Breitengrad des Wohn- oder Aufenthaltsortes), Hautfarbe und insbesondere unser Lebensstil. Und genau hier beginnt unser Problem. Weltweit ist es in den Industrieländern durch die Verstädterung (Urbanisierung) und die damit einhergehende Veränderung des Lebensstils zu einem Mangel an Vitamin D in den Bevölkerungen gekommen.

Näherungsweise lässt sich sagen, dass mindestens zwei Drittel aller Menschen, die in unseren nördlichen Breiten leben, vor allem in den Wintermonaten einen mehr oder minder ausgeprägten Vitamin-D-Mangel aufweisen. Selbst im sonnigen Florida und in Indien ist der Vitamin-D-Mangel inzwischen aktenkundig.

Nicht nur bei älteren Menschen erhöht sich dieser Anteil auf 90 bis 100 Prozent, insbesondere wenn sie in Heimen leben, sondern auch unsere Kinder sind in hohem Maße betroffen (**Abbildung 7**).

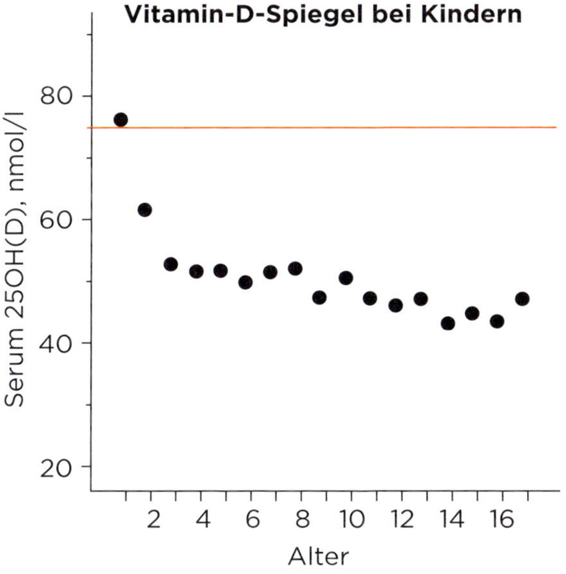

Abb. 7: Bis auf die Gruppe der Säuglinge, die für ein bis zwei Jahre zur Vorbeugung gegen Rachitis künstliches Vitamin D bekommen, weisen alle (in dieser Grafik männlichen) Kinder in Deutschland eine ungenügende Versorgung mit Vitamin D auf. (Die nach einer Publikation des Robert-Koch-Instituts modifizierte Grafik zeigt die Werte in nmol/l an. Die Umrechnung wird später noch im Text erläutert; die Daten der Abbildung stammen aus folgender Publikation: Rabenberg M. et al.: BMC Public Health. 2015.)

Schwangere Frauen und stillende Mütter sind besonders gefährdet, da sie nicht nur sich selbst, sondern zusätzlich auch ihr Kind mit Vitamin D versorgen müssen, was dann letztendlich zu einem Mangel bei beiden mit zahlreichen negativen Folgen für Mutter und Kind führen kann.

Ein ganz wesentlicher Risikofaktor für die Entstehung des Vitamin-D-Mangels ist – neben den eingangs bereits aufgezählten Faktoren – der großzügige Einsatz von Maßnahmen zum Sonnenschutz aufgrund der weitverbreiteten Angst vor einem bösartigen Hauttumor. Dabei ist es für den Effekt gleichgültig, ob dieser Sonnenschutz durch verhüllende Kleidung, Sonnenschutzcreme oder UV-B-Filter auf Fensterscheiben erzeugt wird.

Zur angemessenen Versorgung der Körperzellen ist ein Vitamin-D-Spiegel im Blut von 30 bis 100 ng/ml angezeigt. Es gibt eine zweite Maßeinheit für Vitamin D: nmol/l. Mithilfe eines Umrechnungsfaktors von 2,5 lassen sich die Werte von ng/ml in nmol/l umrechnen. Dies ist deutlich mehr, als wir bis vor wenigen Jahren angenommen haben. Unterhalb von 30 ng/ml beginnt bereits ein Mangelbereich, der mittel- bis langfristig zu den geschilderten chronischen Krankheiten führen kann (siehe **Abbildung 8**). Um diesen zuvor genannten Spiegel über 30 ng/ml zu erreichen, benötigt man täglich etwa 4000 IE Vitamin D, die man entweder in der Haut mithilfe von UV-Strahlen selbst produzieren oder als künstlich hergestelltes Präparat ergänzen muss.

Falls stillende Mütter nicht täglich etwa 6000 IE Vitamin D zuführen, benötigen die so ernährten Säuglinge zusätzlich 400 bis 800 IE täglich. Kinder und Jugendliche, die sich nicht genügend im Freien aufhalten, benötigen 1000 bis 2000 IE täglich, je nach aktuellem Körpergewicht.

Wer sich über die Eigenproduktion nicht klar ist und individuell Vitamin D ergänzen möchte, sollte seinen Vitamin-D-Spiegel im Blut als Berechnungsbasis bestimmen lassen. Wie ein jeder dann persönlich eventuelle Defizite in seinem Vitamin-D-Spiegel ausgleichen kann, werden wir später in einem eigenen Kapitel erläutern: »Und woher bekomme ich nun genügend Vitamin D?«

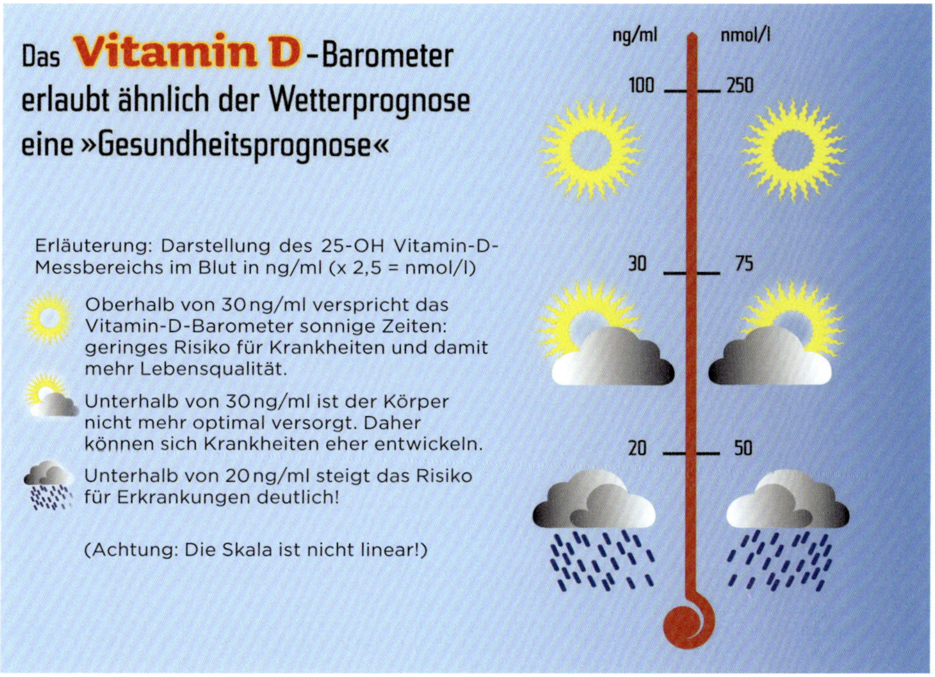

Abb. 8: Das von Autor Jörg Spitz entwickelte Vitamin-D-Barometer erlaubt – ähnlich dem Wetterbarometer – eine Gesundheitsprognose. Zur Erleichterung der Orientierung wird der Vitamin-D-Spiegel sowohl in ng/ml (auf der linken Seite) als auch in nmol/l (rechte Seite der Skala) angegeben. (Schaubild: mip-spitz-gbr)

Gemessen an den positiven Effekten sind die Risiken einer gesteigerten Vitamin-D-Zufuhr für den Körper minimal und bei korrekter Vorgehensweise zu vernachlässigen. Gezielte Untersuchungen bestätigen, dass selbst deutlich höhere Dosierungen als die vorstehend beschriebenen zu keinen Nebenwirkungen führen (siehe auch **Abbildung 9**).

Der obere Grenzwert wurde daher sowohl vom amerikanischen Institut für Medizin (IOM) als auch von der europäischen Behörde für Lebensmittelsicherheit (EFSA) im Jahr 2012 auf 4000 IE angehoben. Der Grenzwert für eine Zufuhr ohne bislang nachgewiesene Nebenwirkungen (NOAEL) liegt sogar bei 10 000 IE. Die toxische Grenze wird bei einer Zufuhr von mehr als 40 000 IE täglich über ein bis zwei Monate und einem Spiegel von 150 ng/ml angegeben. Die Symptome einer Vitamin-D-Vergiftung (z. B. durch Dosierungs-

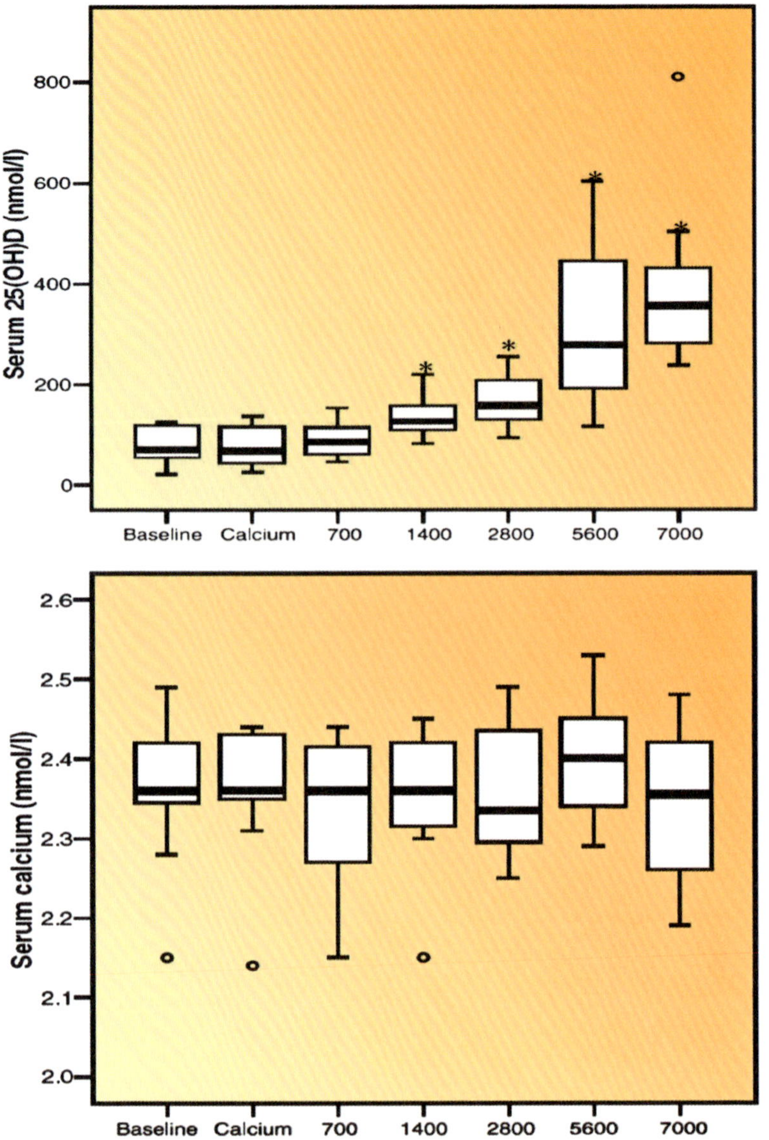

Abb. 9: Diese beiden Abbildungen zeigen, was geschieht und was nicht geschieht, wenn man Personen immer mehr Vitamin D verabreicht – in diesem Fall Patienten mit Multipler Sklerose, die das Sonnenhormon dringend benötigen. Die Gaben in steigender Dosierung bis zu 40 000 IE pro Tag (entsprechend 7000 Mikrogramm/Woche in der Abbildung) führen zwar zu steigenden Vitamin-D-Spiegeln im Blut (oberes Bild), jedoch nicht zu der von einigen Wissenschaftlern befürchteten Erhöhung des Kalziumspiegels im Blut (unteres Bild)! Diese Sorge war entstanden, da Vitamin D unter anderem für die Versorgung der Knochen über das Blut mit Kalzium zuständig ist. (Schaubild aus Kimball, S. M. et al. in: American Journal of Clinical Nutrition 2007; 86:645)

fehler insbesondere bei Kindern) können Übelkeit und Durchfall, später Verstopfung, Muskel- und Gelenkschmerzen, ein gestörtes Bewusstsein und in schweren Fällen Herzrhythmusstörungen einschließen.

Dem immer wieder präsentierten Schreckgespenst, dass eine Zufuhr von Vitamin D immer die Gefahr bedeutet, Nierenschäden und -steine zu bewirken, hat im Jahr 2024 eine Autorengruppe des Deutschen Krebsforschungszentrums in Heidelberg endgültig ein Ende bereitet. Sie haben in einer Metaanalyse (zusammenfassende Darstellung zahlreicher Veröffentlichungen) gezeigt, dass sich in den rund 40 untersuchten Publikationen keine Hinweise für die genannten Probleme fanden. Sie bestätigen mit ihrer umfangreichen Analyse nochmals die Erfahrungen der bereits vorgestellten Pilotstudie an einer kleinen Anzahl von Patienten mit Multipler Sklerose.

Andererseits gibt es Zahlen, welche positiven Konsequenzen sich durch eine regelmäßige Gabe von Vitamin D nicht nur in Bezug auf die Gesundheit der Bevölkerung, sondern auch auf die finanzielle Situation des Gesundheitswesens ergeben.

William B. Grant hat berechnet, dass in den USA eine Steigerung des Vitamin-D-Spiegels der Bevölkerung um 10 bis 20 ng/ml Kosten in Höhe von 10 Milliarden US-Dollar verursachen würde. Diesen Kosten stünden Einsparungen in Höhe von 181 Milliarden US-Dollar und eine Reduktion von Todesfällen um 14 Prozent (358 000 Personen) gegenüber! Im Finanzjargon bedeutet dies einen beispiellosen »return on invest« (ROI) von 18 : 1!

Die Bezeichnung »Katastrophe« im Zusammenhang mit dem Vitamin-D-Mangel ist somit sicherlich nicht übertrieben. Und dennoch ist sie nur ein Teil der noch viel größeren allgemeinen Gesundheitskatastrophe, über die wir später ebenfalls noch sprechen werden! Die Corona-Pandemie in den vergangenen Jahren hat dies überdeutlich gezeigt. Daher werden wir ihr in Teil III des Buches im Rahmen des Themas »Immunsystem« ein eigenes Kapitel widmen.

Zunächst werden wir jedoch noch über die Forschungen berichten, denen wir die ersten Erkenntnisse zum Thema »Sonne und Krebs« verdanken. Es geht dabei um die Zuordnung bestimmter

Krankheiten zu einzelnen Ländern oder geografischen Besonderheiten bei der Verteilung dieser Krankheiten auf der ganzen Welt. Autor William B. Grant ist an diesen Forschungen seit vielen Jahren federführend beteiligt.

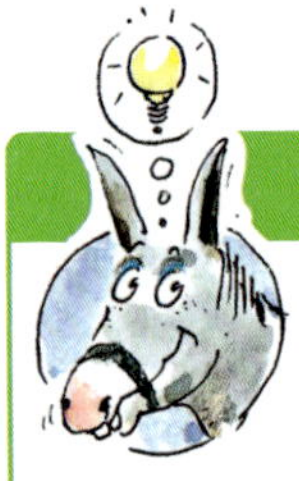

Was unser Eselchen in diesem Kapitel lernen konnte:

Für einen ausreichenden Vitamin-D-Spiegel (> 30 ng/ml) wird eine tägliche Zufuhr von mindestens 4000 IE/70 kg Körpergewicht benötigt – also je nach Übergewicht deutlich mehr! Die Berechnung kann entsprechend auch bei den Kindern erfolgen. Stillende Mütter benötigen 6000 IE/Tag. Je nach Land oder Bevölkerungsgruppe haben weltweit bis zu 90 Prozent der Menschen nicht genügend Vitamin D! Der wesentliche Risikofaktor für einen Vitamin-D-Mangel ist unser Lebensstil. Komplikationen, wie Nierensteine und -schäden sind ein Schreckgespenst, für das es keinen wissenschaftlichen Beweis gibt.

TEIL II

KREBS – UND DIE BEDEUTUNG DES SONNENHORMONS

Das weltweite Vorkommen von Krebserkrankungen in Abhängigkeit vom Wohnort der Menschen

Gleichzeitig und dennoch völlig unabhängig von den in den vorangegangenen Kapiteln beschriebenen Erkenntnissen über die Eigenschaften von Vitamin D kam es zu Forschungen über die unterschiedliche regionale Verbreitung von bestimmten Krankheiten.

Es ist bekannt, dass es in den unterschiedlichen Ländern dieser Welt auch unterschiedliche Erkrankungen gibt. Als Ursache kommen zahlreiche Faktoren in Betracht. Eines der bekanntesten Beispiele ist die Malaria. Sie wird in Abhängigkeit von der Verbreitung einer bestimmten Mückenart in den tropischen Ländern auf den Menschen übertragen.

In Australien besteht die Gefahr, von besonders giftigen Schlangen gebissen zu werden, und in Japan gibt es vermehrt Magenkrebs, vermutlich, weil man dort sehr salzig isst. Bestimmte Risiken sind also mit bestimmten Ländern verbunden. Bereits im Jahr 1915 erschien eine erste Arbeit über die Abhängigkeit der Sterberate durch bösartige Tumore vom Breitengrad (siehe **Tabelle 3**).

Im Jahr 1980 wurde diese Beobachtung von den Gebrüdern Cedric und Frank Garland in den USA wieder aufgegriffen und erweitert. Fazit: Die Entstehung von bösartigen Darmtumoren ist abhängig vom Breitengrad des Wohnortes und damit von der Sonneneinstrahlung!

Basis für diese Überlegungen waren Beobachtungen in den USA, die vom 49. bis zum 24. Breitengrad reichen (siehe **Abbildung 10**).

Krebssterblichkeit in verschiedenen Städten zwischen 1908 und 1912

Anzahl der Orte	Breitengrad	Todesfälle durch Krebs	Anzahl/100 000 Einwohner
35	60° N – 50° N	119 374	105,7
48	50° N – 40° N	121 216	92,4
24	40° N – 30° N	37 451	78,1
7	30° N – 10° N	5 696	42,3
4	10° N – 10° S	1 056	40,9
7	10° S – 30° S	3 040	37,7
5	30° S – 40° S	11 048	89,8

Tab. 3: Krebssterblichkeit in beiden Hemisphären der Welt in Abhängigkeit vom Breitengrad des Ortes. (Modifiziert nach Hofmann, F. L.: The mortality throughout the world, Prudential Press 1915)

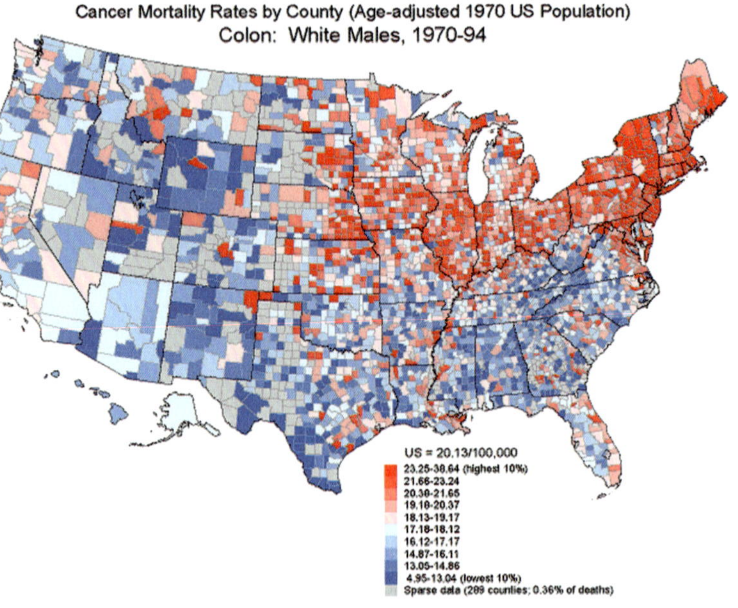

Abb. 10: Unterschiedliche Verteilung der Sterbefälle durch einen bösartigen Tumor des Dickdarms (Farbskala) in den einzelnen Teilen der USA (weitere Einzelheiten im Kapitel »Bösartige Tumore des Dickdarms«). (Schaubild aus Devesa, S. S. et al.: Atlas of cancer mortality in the United States, 1950–94. Washington, DC: US Govt Print Off 1999 [NIH Publ No. (NIH) 994564])

In den nördlichen Landesteilen liegt die Krebshäufigkeit deutlich höher als im Süden. Dies gilt zusätzlich auch für den Osten im Vergleich zum Westen. Bei gleichem Breitengrad liegen die östlichen Anteile Amerikas in Bezug zum Meeresspiegel deutlich niedriger als die Gegend der Rocky Mountains im Westen. Und bekanntlich nimmt die Sonnenintensität nicht nur zu, je weiter wir nach Süden in Richtung Äquator kommen, sondern auch, je höher wir auf einen Berg steigen.

Diese regionalen Unterschiede bleiben auch bestehen, wenn bei der Berechnung andere krebserregende Faktoren wie Rauchen, Alkohol, Luftverschmutzung und ähnliche berücksichtigt worden. Diese Einzelbeobachtungen wurden in der Folgezeit durch weitere Veröffentlichungen zu anderen Krebsarten ergänzt, die sämtlich eine Abhängigkeit vom Sonnenlicht zeigten: bösartige Tumore der weiblichen Brust, des Dickdarms, der Eierstöcke, der Prostata und des Enddarms.

1999 erschien gar ein ganzer Atlas über die Krebshäufigkeit und Sterblichkeit in den USA, der erkennen ließ, dass noch eine ganze Reihe weiterer Tumore in ihrer Verteilung geografische Besonderheiten aufweisen. Bereits zu diesem Zeitpunkt, nämlich vor mehr als zehn Jahren, begann William B. Grant, sich für dieses Thema zu interessieren. Er arbeitete seinerzeit bei der NASA und hatte dort Zugang zu Kartenmaterial der USA, in dem die Intensität der UV-Strahlung am Boden dokumentiert war (siehe **Abbildung 11**).

Wie bereits erläutert, ist die Bildung von Vitamin D in der Haut von dieser UV-B-Strahlung abhängig. Mehr UV-B-Einwirkung führt zu einem höheren Vitamin-D-Spiegel im Körper, und dies wiederum verringert das Risiko, eine Krebserkrankung zu entwickeln – das zentrale Thema dieses Buches, das wir in den nächsten Kapiteln genauer belegen werden.

Dabei konnte William B. Grant dies nicht nur für die bereits bekannten fünf Krebsarten zeigen, sondern insgesamt für 18 verschiedene Krebslokalisationen im Körper. Bald folgten weitere Studien vor allem aus Europa, aber auch aus Asien und Australien. So fand Grant bei seinen Untersuchungen von 48 Provinzen in Spanien, dass dort die Häufigkeit von 17 Krebsarten ebenfalls von der Intensität der UV-Strahlung abhängt.

Aber auch für andere Teile der Welt wurde dieser Zusammenhang mit der Sonneneinstrahlung dokumentiert. So zeigt **Abbildung 12** am Beispiel der Nierenkarzinome die weltweite Häufigkeit in Abhängigkeit vom Breitengrad des jeweiligen Landes.

Die anfänglichen Publikationen wurden allerdings besonders dahin gehend kritisiert, dass auch zahlreiche andere Faktoren wie Tabakkonsum oder Ernährungsgewohnheiten bekannt sind, die ebenfalls die Krebsentstehung begünstigen. Daraufhin führte William B. Grant zusätzliche Berechnungen unter Berücksichtigung all dieser Faktoren durch. Die statistisch gesicherte Abhängigkeit der Tumorentstehung vom Sonnenlicht blieb bestehen und ist heute weltweit anerkannt.

Offensichtlich ist jedoch nicht nur die Tumorentstehung vom Sonnenlicht abhängig, sondern auch der weitere Verlauf der Erkrankung. Wurde die klinische Diagnose eines bösartigen Tumors im Sommer oder Herbst gestellt, überlebten die Patienten deutlich länger als bei einer Diagnosestellung im Winter oder Frühjahr. Diese für die Tumornachsorge wichtige Beobachtung werden wir in einem eigenen Kapitel näher erläutern.

Die Vielzahl solcher ökologischer Untersuchungen, also zum Verhältnis Mensch und Umwelt, hat die anfänglich noch großen Vorbehalte gegen die These einer UV-abhängigen Verteilung der Krebserkrankungen deutlich reduziert. Der Durchbruch kam jedoch mit der direkten Messung eines UV-Effektes in der Haut: mit der Bestimmung des Sonnenhormons im Blut als Ausdruck des Körpervorrates an Vitamin D. Über die Einzelheiten dazu werden wir in den speziellen Kapiteln zu den verschiedenen Krebsarten berichten.

Bei der weltweiten Verteilung der Erkrankungen ist allerdings zu berücksichtigen, dass der in der Einleitung beschriebene »moderne Lebensstil« dieses ursprüngliche Verteilungsmuster nachhaltig beeinflusst. So findet sich in der Bevölkerung sonniger Länder wie Arabien oder Indien bedingt durch die verhüllende Kleidung, insbesondere bei den Frauen, der gleiche Vitamin-D-Mangel, wie er

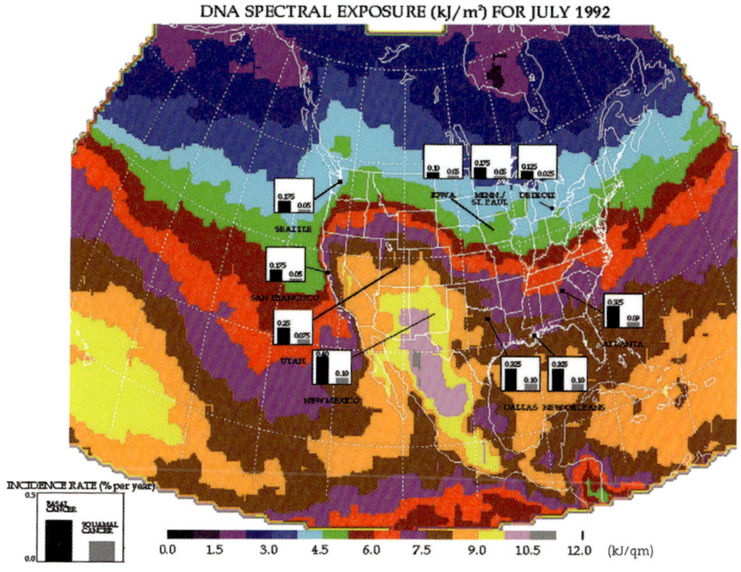

Abb. 11: Intensität der UV-Strahlung (kJ/qm) im Juli 1992 und Häufigkeit des weißen Hautkrebses (siehe Kapitel »Bösartige Tumore der Haut«) in Abhängigkeit vom Ort der Messung in den USA. (Schaubild aus der NASA-Webseite http://toms.gsfc. nasa.gov/ery_uv/dna_exp.gif)

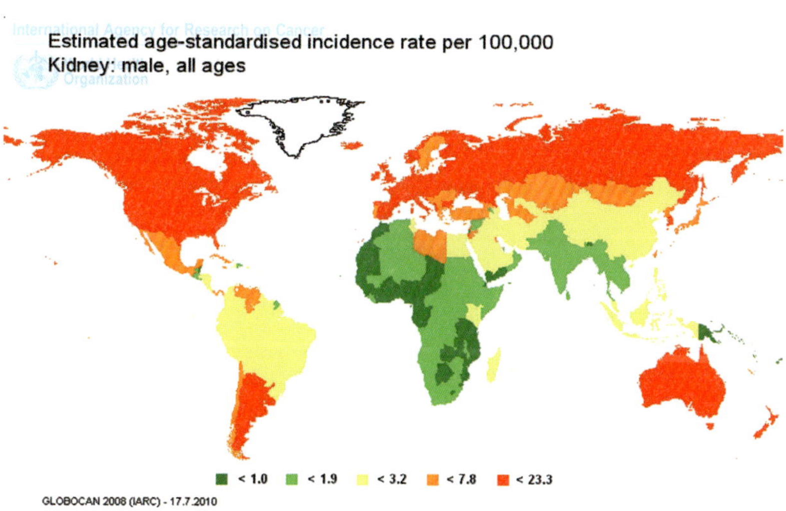

Abb. 12: Altersnormierte Häufigkeit von Nierenzellkarzinomen bei Männern in Abhängigkeit vom Breitengrad des Landes. Die Farbcodierung (Häufigkeit/100 000 Einwohner, rot > gelb/grün) zeigt deutlich das gehäufte Vorkommen des Tumors in den weiter nördlichen oder südlich gelegenen Anteilen der Hemisphären. (Schaubild aus Ferlay, J./Shin, H.R./Bray, F./Forman, D./Mathers, C./Parkin, D.M.: GLO BOCAN 2008, Cancer Incidence and Mortality Worldwide: IARC CancerBase No. 10 [Internet]. Lyon, France: International Agency for Research on Cancer; 2010. Available from: http://globocan.iarc.fr)

früher nur in den ganzen nördlichen oder südlichen Ländern der Erde vorherrschte. Einer australischen Studie zufolge sind inzwischen Kleidung und Benutzung von Sonnencreme in größerem Ausmaß am Vitamin-D-Mangel beteiligt als der Breitengrad. Wie stark der Lebensstil für den Vitamin-D-Mangel verantwortlich ist, zeigt eine Untersuchung der Bevölkerung in Südkorea. Dieses Land hat sich innerhalb weniger Jahrzehnte von einem Entwicklungsland zu einer Industrienation gewandelt. Während nun die jungen Menschen überwiegend im Büro sitzen, arbeiten die alten Menschen zu einem großen Teil noch auf den Feldern. Entsprechend zeigt eine landesweite Untersuchung normale Vitamin-D-Spiegel bei den älteren Menschen und bei den jüngeren Menschen die gleiche Mangelsituation wie in allen Industrienationen. Im nächsten Kapitel wollen wir jedoch zunächst einmal das Verständnis vermitteln, wie es grundsätzlich zur Tumorentstehung in unserem Körper kommen kann und warum Krebszellen keinen Sonnenschein mögen.

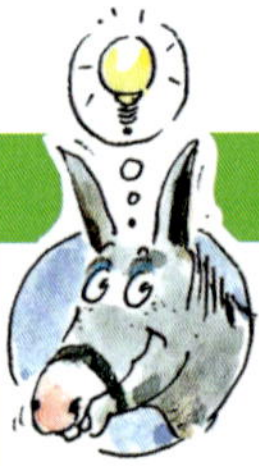

Was unser Eselchen in diesem Kapitel lernen konnte:

Die Häufigkeit zahlreicher Krebserkrankungen in den verschiedenen Ländern der Welt ist abhängig von der Sonneneinstrahlung. Je mehr die Sonne in einem Land scheint, desto weniger Krebsfälle finden sich dort. Sowohl die Entstehung als auch der Verlauf der Erkrankung werden durch die Wirkung der UV-Strahlung des Sonnenlichts positiv beeinflusst. Allerdings führt die zunehmende, weltweite Industrialisierung zu einer Angleichung an den Lebensstil der westlichen Industrienationen, der ebenfalls einen Vitamin-D-Mangel auslöst. Da ist es nicht verwunderlich, wenn die Häufigkeit der Krebserkrankungen weltweit steigt.

Warum Krebszellen keinen Sonnenschein mögen

Wer auch nur ein wenig mit den zahlreichen zusätzlichen Fähigkeiten von Vitamin D vertraut ist, wird uns fragen, warum wir ausgerechnet das Krebsgeschehen als Thema dieses Vitamin-D-Buches zur Beschreibung von Detailaspekten des Sonnenhormons gewählt haben. Denn die Herz-Kreislauf-Erkrankungen sind deutlich verbreiteter in der Bevölkerung der Industrienationen und gelten zudem als Killer Nummer 1!

Nun, wir hatten gleich drei gute Gründe für unsere Wahl. Zunächst einmal existieren weltweit für Krebserkrankungen die meisten Forschungsberichte zu Vitamin D. Darüber hinaus sind dessen positive Eigenschaften in Bezug auf Karzinome noch eindrucksvoller als bei Herz-Kreislauf-Erkrankungen.

Der wichtigste Grund liegt jedoch in dem übergroßen Defizit an positiven Informationen, das die vom Krebsgeschehen betroffenen Menschen haben. Hier wollen wir gezielt aufklären und helfen! Der Krebserkrankung haftet nach wie vor der Geruch des Schicksalhaften an. Krebs gilt als heimtückisch, und die Diagnose wird unmittelbar als Lebensbedrohung empfunden. Zudem steigt die Zahl der Krebserkrankungen aktuell deutlich an, sodass zu befürchten ist, dass sie die Herz-Kreislauf-Erkrankung von Platz 1 der Sterblichkeitsstatistik verdrängen werden.

Hinzu kommt ein psychisches Problem: Die Patienten fühlen sich dem Geschehen im Körper (und auch der medizinischen Behandlung) ohnmächtig ausgeliefert. Viele Betroffene reden daher auch im Bekanntenkreis ungern über ihre Krebserkrankung. Dies ist bei Herzerkrankungen deutlich anders! Die »Managerkrankheit« hat einen festen Platz im Bewusstsein der Menschen und wird als »händelbares Übel« unserer Gesellschaft empfunden (siehe **Abbildung 13**).

Autor Jörg Spitz hat in seinen langen ärztlichen Berufsjahren Tausende von Krebskranken betreut und sich dabei immer wieder gefragt, warum die einen nach Jahren noch regelmäßig

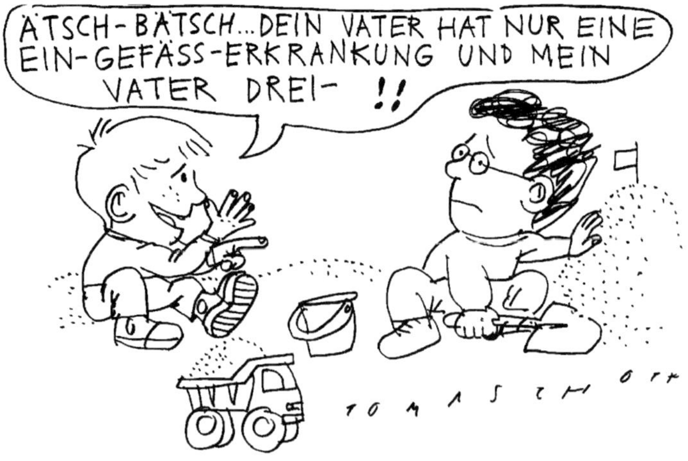
ÄTSCH-BÄTSCH...DEIN VATER HAT NUR EINE EIN-GEFÄSS-ERKRANKUNG UND MEIN VATER DREI- !!
TOMASCHOFF

Abb. 13: Vertrauter Umgang mit den Herz-Kreiskauf-Erkrankungen.

quicklebendig zur Kontrolluntersuchung erschienen, während die anderen zwischenzeitlich bereits in dem berüchtigten »schwarzen Rahmen mit Kreuz« in der Zeitung erschienen waren. Und das bei gleicher Krebsart, gleicher Feingewebsdiagnose, gleichem Alter und gleichem Operateur! Heimtückischer, fataler Krebs! Ein Schicksalsschlag, der einen ohnmächtig-verzweifelten Patienten hinterlässt.

Genau dies war der Anlass, dieses Buch zu schreiben: das weitverbreitete Vorurteil von der schicksalhaften Krankheit auszuräumen und aufzuzeigen, welche Möglichkeiten die Natur unserem Körper gegeben hat, den Krebs zu besiegen! Unser Buch bietet somit Hilfe zur Selbsthilfe! Mit dieser Aussage sollen nicht die therapeutischen Ansätze der Schulmedizin infrage gestellt werden. Es gilt vielmehr, im Kampf gegen den Krebs auf zusätzliche Möglichkeiten und Eigenschaften des Körpers hinzuweisen, die ganz entscheidend zur Heilung beitragen können.

Das entscheidende Stichwort in diesem Zusammenhang ist das neue Forschungsgebiet der Epigenetik. Diese zeigt, dass nicht die ererbten Gene unser Schicksal vorhersagen, sondern unsere Zellen mithilfe zahlreicher Faktoren aus der Umwelt (z. B. den Mikronährstoffen in unserer Nahrung), jedoch auch mithilfe eigener Hormone (wie Vitamin D) entscheiden, welche Gen-Informationen abgelesen werden und welche nicht. Wie bedeutend die Rolle von Vitamin D dabei ist, haben wir am Ende des Kapitels zum Vitamin-D-Stoffwechsel bereits dokumentiert: die Steuerung von rund zehn Prozent des gesamten Genmaterials ist von einem guten Vitamin-D-Spiegel abhängig.

Der erste und ganz wesentliche Schritt, die empfundene Ohnmacht zu überwinden und damit handlungsfähig zu werden, ist die bewusste Beschäftigung mit dem Krebsgeschehen selbst. So ist es z. B. im Sport allgemein üblich, sich intensiv mit den Eigenschaften seines Gegners auseinanderzusetzen, wenn man ihn besiegen will. Je besser man sein Verhalten kennt, umso besser kann man darauf reagieren oder gar verhindern, dass er bestimmte Tricks anwendet.

Dies gilt auch für den »Gegner Krebs« im eigenen Körper! Dabei ist es wichtig, sich klarzumachen, dass das Krebsgewebe – gleichgültig, wie zerstörerisch es sich gegenüber dem gesunden Gewebe verhält – immer noch körpereigenes Gewebe darstellt. Es hat »nur« einige der eigentlich verbindlichen, anerkannten Verhaltensregeln des Körpers anscheinend vergessen und wird dadurch lebensgefährdend.

Daher ist es manchmal so schwierig, diesem Gewebe gezielt mit Chemo- oder Strahlentherapie zu Leibe zu rücken, ohne das gesunde Gewebe im Umfeld (Strahlentherapie) oder den gesamten Körper (Chemotherapie) zusätzlich zu schädigen. Grund genug, nach anderen Möglichkeiten Ausschau zu halten, dem Krebsgeschehen Einhalt zu gebieten.

Ebenfalls wichtig ist das Bewusstsein, dass die Krebserkrankung nicht plötzlich entstanden ist. Der Tumor wird nur plötzlich bemerkt, wenn er so groß geworden ist, dass er lokal als Gewebegeschwulst auffällt oder beginnt, andere Symptome zu verursachen.

Die Experten sind sich einig, dass die Entstehung einer Krebsgeschwulst auf einen gestörten Zellstoffwechsel zurückzuführen ist und in aller Regel über zahlreiche Stufen und einen längeren Zeitraum erfolgt. Und praktisch in allen Stadien hat der Körper die Möglichkeit, in diesen Prozess einzugreifen, wenn, ja, wenn seine Abwehrkräfte intakt sind – u. a. aufgrund eines guten Vitamin-D-Spiegels.

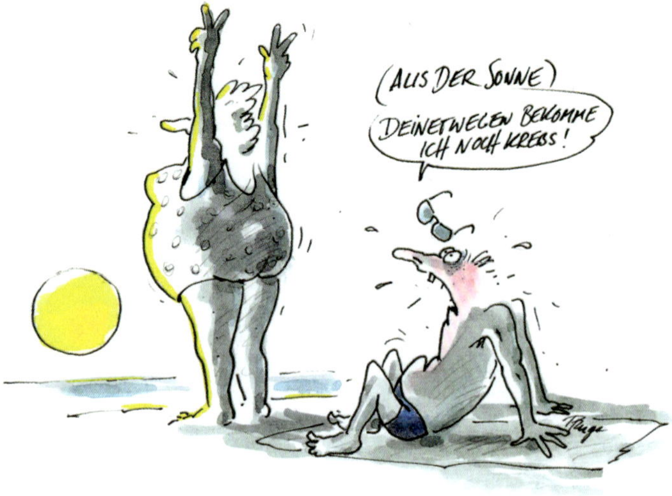

Abb. 14: Vitamin-D-Mangel und Krebsentstehung.

Zusätzlich zu dem bereits dargelegten Vitamin-D-Mangel ist dies jedoch heute bei vielen Menschen nicht mehr der Fall. Sie haben – meist unbewusst – durch einen falschen Lebensstil oder eine ungünstige Lebenswelt ihrem Körper nicht mehr all jene Ressourcen zur Verfügung gestellt, die er benötigt, damit seine Zellen korrekt arbeiten können. Betroffen von diesem Geschehen sind natürlich alle Zellen im Körper. Besonders krass machen sich die Mängel jedoch in unserem Immunsystem bemerkbar, das von zahlreichen Botenstoffen gesteuert wird.

Dieser Hinweis auf die ursächliche Beteiligung des Lebensstils an der Krebsentstehung soll keine Schuldzuweisung an die Betroffenen darstellen. Denn der größte Teil unseres Lebensstils wird nicht frei von jedem Einzelnen, sondern bei genauer Betrachtung überwiegend von der Gesellschaft bestimmt, in der er lebt. Einzelheiten zu diesem wichtigen Thema – inklusive der Bedeutung von Vitamin D für unser Immunsystem – werden wir im dritten Teil des Buches erläutern.

Doch nun zur Krebsentstehung selbst. Hier ist die Wissenschaft weit davon entfernt, alle Einzelheiten zu kennen und zu überblicken. Daher gibt es auch recht unterschiedliche Theorien zur Entstehung. Diese im Einzelnen darzustellen und gegeneinander abzuwägen, sprengt den Rahmen dieses Buches mal wieder bei Weitem! Es ist jedoch wichtig, einen Überblick zu haben.

Die Mehrheit der Theorien beinhaltet die Vorstellung, dass durch verschiedene Faktoren (chemische Giftstoffe, Strahlung, freie Radikale und andere) eine Veränderung der Erbsubstanz in der Zelle bewirkt wird. Diese führt zunächst zu einem veränderten Zellstoffwechsel, dann zu unkontrolliertem lokalem Wachstum (Tumorentstehung) und später zur Ausbreitung des Krebses im Körper (Metastasierung).

Wir möchten an dieser Stelle kurz ein alternatives Modell der Krebsentstehung erläutern, das 2007 von Professor Cedric Garland, einem der führenden Vitamin-D-Forscher in Amerika, und William B. Grant vorgestellt wurde. Es beruht auf sieben Stufen in der Entwicklung bösartiger Tumore. Die Aneinanderreihung der Bezeichnungen der einzelnen Stufen dieses neuen Modells ergibt den Namen »DINOMIT«. Der Name erinnert vielleicht nicht nur zufällig an das hochexplosive Dynamit des Nobelpreisverleihers! Es könnte in der Tat Sprengstoff für die bisherigen Theorien der Krebsentstehung bedeuten.

Das Besondere daran ist, dass für jede Stufe eine andere Wirkung von Vitamin D auf die Tumorentwicklung beschrieben wird (siehe **Abbildung 15**). Die Skala reicht vom Schutz des Zellverbundes über die Behinderung eines übermäßigen Zellwachstums und einer übermäßigen Zellvermehrung bis hin zur Hemmung von Gefäßneubildungen und zum vermehrten Absterben von entarteten Zellen.

Das Modell verdeutlicht daher sehr eindrucksvoll, warum Vitamin D diesen umfangreichen Effekt auf das Tumorgeschehen hat, den wir in den nachfolgenden Kapiteln ausführlich für einzelne bösartige Tumore darstellen werden.

Zuvor möchten wir hier jedoch noch eine andere Eigenschaft der Krebszellen besprechen, deren Kenntnis für unsere Leser ebenfalls bedeutsam ist! Krebszellen mögen zwar keinen Sonnenschein, sind dafür aber zuckerhungrig! Der Zuckerstoffwechsel spielt eine wichtige, den meisten Menschen jedoch nicht bekannte Rolle beim Krebsgeschehen in unserem Körper.

A

Phase	Diagramm	Prozess	Aktion von Vitamin D
Vitamin D regelrecht, Speicher aufgefüllt	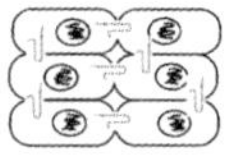	Verbindungen und Kommunikation zwischen den Zellen intakt, Wachstumshemmung bei Kontakt aktiv, geringe Zellteilungsrate, normale Steuerung der Apoptose	Vitamin-D-Spiegel zwischen 40–60 ng/ml; die links stehenden Prozesse werden durch lokale Biosynthese von 1,25-OH-Vitamin D aufrechterhalten
1. Trennung Bedingt durch niedrige Vitamin-D- und Kalziumspiegel	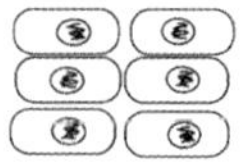	Die Zellen rücken leicht auseinander; Zellverbindungen, Kommunikation und Wachstumshemmung bei Kontakt sind reduziert	Förderung der Zellverbindungen
2. Beginn	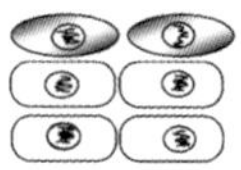	Auftreten von Störungen in der DNA oder der epigenetischen Steuerung, wodurch die Teilungsrate von Epithelzellen gesteigert wird	Förderung der Zellverbindungen und der Wachstumshemmung bei Kontakt, Absenkung der Teilungsrate
3. Natürliche Selektion	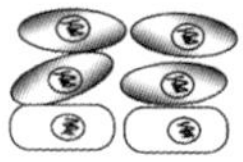	Rasche Teilung und aggressive Vermehrung dieser Zellen überwiegen; ein 2 % schnelleres Wachstum wird nach 9000 Teilungen den lokalen Gewebsbereich ausfüllen	Verhindert die Teilung reifer Zellen, reduziert damit die Chance der natürlichen Selektion für den Stamm der sich rasch vermehrenden Zellen
4. Überwucherung, Durchdringen der Basalmembran	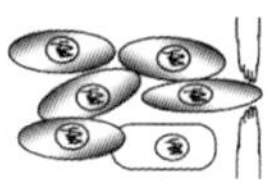	Rasch vermehrende Zellen konkurrieren in der Versorgung mit Nahrung und Blut; die Basalmembran wird aufgelöst und durchdrungen	Baut die Verbindung zwischen den Zellen und die Wachstumshemmung bei Kontakt wieder auf

B

Phase	Diagramm	Prozess	Aktion von Vitamin D
4. Überwucherung, Einwachsen ins Bindegewebe	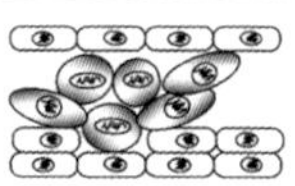	Einwachsen in das Bindegewebe	Wiederherstellung der Verbindungen zwischen den Krebszellen
4. Überwucherung, Einbruch in die Lymphgefäße	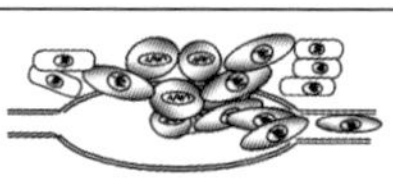	Wachstum und Wanderung in den Lymphgefäßen zur Lunge, Leber und Gehirn	Wiederherstellung der Zellverbindungen, Verhinderung des Wachstums und des Einbruchs in die Lymphgefäße
5. Metastasierung	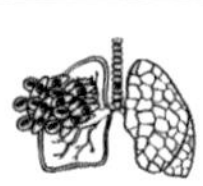	Absiedlung von bösartigen Zellen in anderen Organen	Falls VDR noch vorhanden sind, Wiederherstellung der Zellverbindungen, Reduktion der Wachstumsrate, Reaktivierung der Wachstumshemmung bei Kontakt
6. Involution Wachstumsstillstand	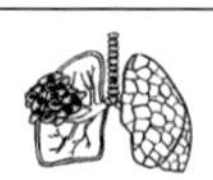	Anstieg des Vitamin-D-Spiegels auf sommerliche Werte verlangsamt oder stoppt das Wachstum der bösartigen Zellen	Wiederherstellung der Zellverbindungen und Reaktivierung der Wachstumshemmung bei Kontakt, Reduzierung der Wachstumsrate
7. Umwandlung	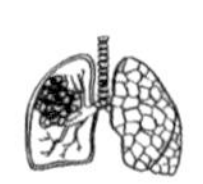	Vorübergehende Umwandlung in einen Ruhezustand	Die Aufrechterhaltung adäquater Vitamin-D-Werte im Blut würde die Umwandlung in einen Ruhezustand unterstützen. Niedrige Werte würden das Wachstum der Metastasen und ihre Streuung erlauben.

Abb. 15: Das DINOMIT-Modell der Krebsentstehung zeigt deutlich den potenziell positiven Effekt von Vitamin D in allen Stadien der Tumorentwicklung. (Modifiziert/übersetzt nach Garland, C. F. et al. in: Ann. Epidemiol. 2009; 19:468)

Bereits im letzten Jahrhundert hat der Nobelpreisträger Professor Otto H. Warburg darauf hingewiesen, dass Krebszellen den Zucker nicht verbrennen, sondern vergären. Er konnte die Zusammenhänge im Einzelnen jedoch noch nicht erklären. Dem Wissenschaftler Dr. Johannes F. Coy war es daher vorbehalten, vor wenigen Jahren im Rahmen seiner Tätigkeit am Deutschen Krebsforschungszentrum in Heidelberg das Gen zu entdecken, das für die Veränderung des Zuckerstoffwechsels in der Krebszelle verantwortlich ist.

Auf die komplizierten biochemischen Details können wir zwar nicht eingehen. Sie lassen sich jedoch gut verständlich in dem Buch nachlesen, das Dr. Coy veröffentlicht hat. Entscheidend ist dabei, dass die Krebszellen ihre Energie nahezu ausschließlich aus diesem veränderten Zuckerstoffwechsel beziehen. Hierbei vergären Krebszellen Zucker zu Milchsäure, obwohl Sauerstoff für eine Verbrennung des Zuckers vorhanden ist (Warburg-Effekt).

Angesichts des enormen Konsums von Zucker (siehe **Abbildung 16**) und kohlenhydrathaltigen Produkten (Stärke = Zucker!) in den Industrienationen ist es makaber, aber nicht verwunderlich, dass wir

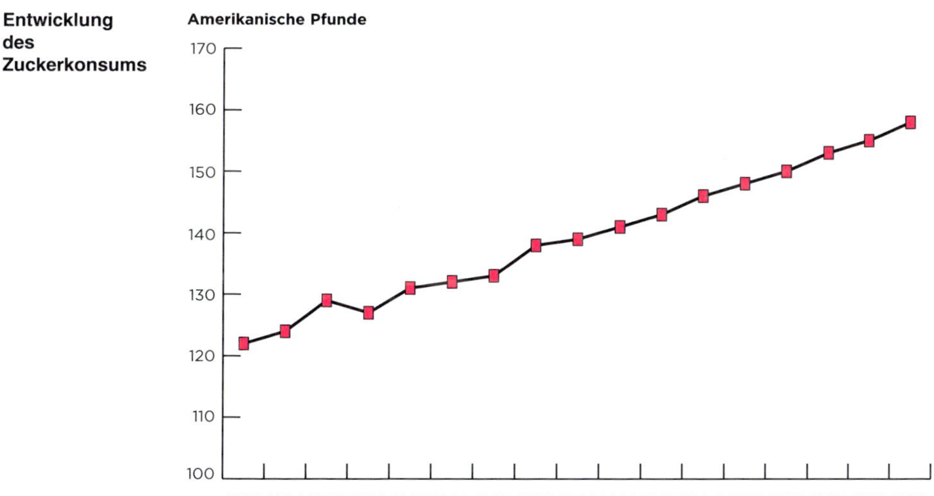

Abb. 16: Anstieg des Zuckerkonsums als Teil eines nicht mehr »artgerechten« Lebensstils der Menschen. Beispielhaft dargestellt ist die mehr als 30%ige Zunahme des Zuckerverbrauchs pro Kopf und Jahr in den USA zwischen 1983 und 1999. (Modifiziert nach Center for Science in the Public Interest [CSPI], www.cspinet.org)

mit diesem ganz und gar nicht »artgerechten« Essverhalten nicht nur unsere Zähne ruinieren und die Entstehung von Diabetes fördern, sondern auch noch den Krebs in unserem Körper regelrecht füttern.

Das mag für manch einen unserer Leser kaum glaubhaft erscheinen – aber es ist in der Tat so!

In diesem Zusammenhang bestätigt sich auch erneut die Bedeutung einer ganzheitlichen Betrachtung des Körpers. Mithilfe von ursprünglichen Bestandteilen einer artgerechten Ernährung (z. B. Mikronährstoffen wie Antioxidantien) oder verschiedenen speziellen Fetten werden Teile des Stoffwechsels – darunter auch die Zuckervergärung – in den Krebszellen beeinflusst. Fehlen diese Substanzen (siehe Kapitel »Das Defizitsyndrom«) und findet sich Zucker im Übermaß in unserem Körper, wird die Krebsentwicklung gefördert.

Schränken wir den Zuckerkonsum auf ein sinnvolles Maß ein und führen die erforderlichen Mikronährstoffe wieder gezielt zu, lässt sich z. B. der Stoffwechsel in den Krebszellen so steuern, dass diese Zellen ihre Energie wieder durch Verbrennung gewinnen müssen und so der Tumor sich nicht weiter ausbreiten kann. Oder es kommt gar zu einer Sensibilisierung bis dahin resistenter Krebszellen für die Strahlen- und Chemotherapie!

Der eingangs des Kapitels erwähnte Einfluss des Lebensstils auf die Krebsentstehung wird inzwischen durch umfangreiche Untersuchungen mithilfe modernster Gentechnologie untermauert. Dabei werden nicht nur Veränderungen des genetischen Materials untersucht, sondern auch sogenannte epigenetische Veränderungen. Dabei handelt es sich – wie schon erwähnt – um kleine Moleküle, die die Zelle auf den Genen anbringt und die verantwortlich dafür sind, ob dieses Gen für das Stoffwechselgeschehen genutzt wird oder nicht. Die neuesten Forschungsergebnisse zeigen immer mehr solcher epigenetisch veränderter Gene als Ausdruck der Steuerung dieser Gene durch die Zelle. Dieser Mechanismus weckt nochmals berechtigte Zweifel an der althergebrachten Theorie, dass der Krebs durch eine primäre Genveränderung infolge eines chemischen oder Strahlenschadens entsteht.

Daher möchten wir nochmals betonen, dass die Zellen infolge der nicht optimalen Verhältnisse im Körper (veränderter Lebensstil!) an einem Mangel an Ressourcen leiden. Die Genveränderungen treten dann erst sekundär als Folge der primären Stoffwechselstörung auf. Für die Richtigkeit dieser These spricht auch, dass sich in den Metastasen andere (epi-)genetische Veränderungen finden als im Primärtumor. Auch wenn hier noch viel Forschungsbedarf besteht, machen diese Überlegungen noch einmal deutlich, welche Bedeutung einem gesunden Lebensstil zukommt.

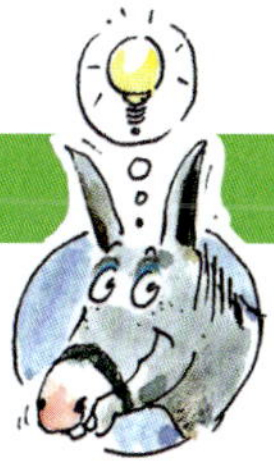

Was unser Eselchen in diesem Kapitel lernen konnte:

Die Entwicklung eines bösartigen Tumors im Körper hat vielfältige Ursachen, an denen der Lebensstil ganz wesentlich beteiligt ist. Es ist jedoch kein fatales Geschehen, das man einfach über sich ergehen lassen muss. Vielmehr bietet Vitamin D neben anderen Maßnahmen (Veränderung des Lebensstils) praktisch in jedem Tumorstadium eine Möglichkeit, den Verlauf der Erkrankung positiv zu beeinflussen. Vitamin D kann somit eine wesentliche Rolle bei der Hilfe zur Selbsthilfe spielen.

Bösartige Tumore des Dickdarms

Auch neue Daten zum Krebsgeschehen bestätigen weitgehend die bereits in früheren Jahren vom Robert-Koch-Institut in Berlin veröffentlichten Zahlen. Sie zeigen, dass Darmtumore weiterhin führend bei der bösartigen Tumorform sind, die Frauen und Männer zu nahezu gleichen Anteilen betrifft (siehe **Abbildung 17**). Die Erkrankungsrate ist bei Frauen geringfügig niedriger als bei den Männern.

Als Risikofaktoren galten bislang neben einer erblichen Veranlagung zur Polypenbildung eine ballaststoffarme und fettreiche Ernährung. Die fachlich korrekte Bezeichnung für diese Tumore als »kolorektale Karzinome« deutet darauf hin, dass sie überwiegend im Dickdarm vorkommen. Die Häufigkeit nimmt dabei von den oberen Dickdarmabschnitten (Kolon) in Richtung Enddarm (Rektum) zu.

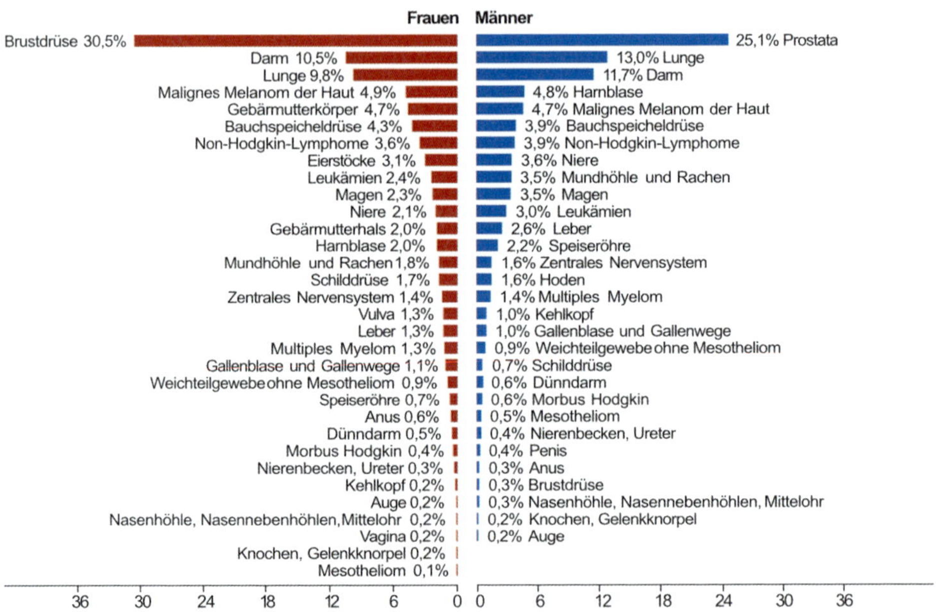

Abb. 17: Häufigkeit bösartiger Tumore in Deutschland im Jahr 2020. Die häufigsten Tumore sind geschlechtsspezifisch: der Brustdrüsenkrebs bei den Frauen und der Prostatakrebs bei den Männern. Auf den Plätzen zwei und drei liegen die Darm- und Lungentumore für beide Geschlechter. (Quelle: Deutsches Krebsforschungszentrum, Heidelberg: https://www.krebs informationsdienst .de/forschung/krebszahlen)

Die Mehrzahl der Karzinome entwickelt sich aus zunächst gutartigen Geschwulsten, die in Form von Dickdarmpolypen auftreten und später dann bösartig werden können.

Klinisch fallen die Dickdarmtumore durch Blut im Stuhl, Verdauungsbeschwerden sowie Blutarmut und Gewichtsverlust in fortgeschrittenen Fällen auf. Zur weiteren Abklärung dienen üblicherweise die Untersuchung des Enddarms mit dem Finger und der Nachweis von nicht sichtbarem Blut in einer Stuhlprobe. Die höheren Darmabschnitte können mithilfe von Darmspiegelung, Röntgen-Kontrastmitteleinlauf, Sonografie, Computertomografie und Kernspintomografie untersucht werden.

Die Sicherung der Diagnose geschieht durch eine Gewebeprobe im Rahmen einer Darmspiegelung. Die Dickdarmkarzinome streuen ihre Metastasen erst relativ spät in die lokalen Lymphknoten oder über das Blut in die Leber und später auch in die Lunge. Entsprechend ist die Lebenserwartung bei einer Diagnosestellung im Frühstadium deutlich günstiger. Hier finden sich 5-Jahre-Überlebensraten von 85 bis 100 Prozent.

Die Therapie erfolgt abhängig vom Lokalisationsbefund und dem Tumorstadium durch die chirurgische Entfernung des betroffenen Darmabschnittes. Je nach Stadium können eine Bestrahlung vor und nach der Operation sowie eine Chemotherapie angezeigt sein.

Wegen der guten Prognose frühzeitig operierter Dickdarmkarzinome wurde vor wenigen Jahren die Darmspiegelung als »Koloskopie-Screening« zur Frühdiagnostik eingeführt. Obwohl die Kosten dieser relativ teuren diagnostischen Maßnahme von den Krankenkassen übernommen werden, ist die Beteiligung der Bevölkerung bislang hinter den Erwartungen zurückgeblieben.

Umso wichtiger ist daher die Erkenntnis, dass sich die Tumore des Dickdarms durch Vitamin D positiv beeinflussen lassen! Es ist sogar diejenige Tumorart, für die die wissenschaftlichen Belege der positiven Bedeutung von Vitamin D am besten dokumentiert sind!

Professor Cedric Garland, den wir bereits im vorigen Kapitel in anderem Zusammenhang genannt haben, hat bereits vor 30 Jahren (!) gemeinsam mit seinem Bruder Frank eine erste Arbeit über die bösartigen Darmtumore veröffentlicht. Darin weisen die Wissenschaftler zunächst einmal auf den Zusammenhang zwischen dem Breitengrad, also der Sonnenexposition der Menschen, und dem Auftreten von bösartigen Darmtumoren hin. Sodann wird Vitamin D auch als der für diesen Zusammenhang verantwortliche Faktor benannt.

Der Anlass für ihre Überlegungen war der damalige Krebsatlas der USA, der im Nordwesten im Vergleich zum Südosten des Landes eine deutlich erhöhte Sterblichkeit an Darmkrebs zeigte. **Abbildung 10** (siehe Seite 34) zeigt als Beispiel eine solche Landkarte der USA zu einem späteren Zeitpunkt. Gleichzeitig war den beiden Wissenschaftlern aufgefallen, dass im Südosten deutlich mehr Sonnenschein vorherrschte als im Nordwesten. Da die Vitamin-D-Bildung einer der wesentlichsten Effekte der Sonnenstrahlen auf den Körper darstellt, lag es nahe, diese Faktoren in einer neuen Hypothese miteinander zu verknüpfen.

Seitdem sind zahlreiche weitere wissenschaftliche Arbeiten erschienen, die für zumindest 16 verschiedene Krebsarten einen positiven Effekt der Sonnenstrahlen auf das Tumorgeschehen in folgenden Organen zeigen: Blase, Brustdrüse, Dickdarm, Gebärmutterschleimhaut, Speiseröhre, Gallenblase, Magen, Lunge, Eierstöcke, Bauchspeicheldrüse, Vorsteherdrüse, Enddarm, Niere und Schamlippen sowie bei den Hodgkin- und Non-Hodgkin-Lymphomen. Einige dieser Tumore und die zugehörigen Untersuchungsergebnisse werden wir in den nächsten Kapiteln noch eingehender besprechen. Mittlerweile finden sich in der wohl bedeutendsten wissenschaftlichen Datenbank »Pubmed« nahezu 15 000 Veröffentlichungen zum Thema Vitamin D und Krebs.

Doch zunächst zurück zu den Dickdarmtumoren: Im März 2007 veröffentlichte Dr. Edward D. Gorham mit einem Team von weiteren amerikanischen Wissenschaftlern, zu denen auch William B. Grant gehörte, eine Meta-Analyse (gemeinsame Auswertung mehrerer wissenschaftlicher Arbeiten zu einem Thema) von fünf Studien über die Wirkung von Vitamin D auf die Entstehung von Dickdarmtumoren.

Um die Abhängigkeit der Häufigkeit der Tumore von den Vitamin-D-Vorräten im Körper zu zeigen, erfolgte die Auswertung der Ergebnisse dergestalt, dass die Vitamin-D-Spiegel im Blut in aufsteigenden Gruppen nach folgenden Werten sortiert wurden: 13, 30, 55, 86, 92 nmol/l. Bei der statistischen Auswertung ergab sich für die einzelnen Gruppen (in der gleichen Reihenfolge) ein stetiges Absinken des Risikofaktors mit steigendem Vitamin-D-Gehalt: 1,00; 0,80; 0,66; 0,59; 0,46 (siehe **Abbildung 18**).

Der Vergleich der Gruppe mit dem höchsten Vitamin-D-Gehalt im Blut zur Gruppe mit dem niedrigsten Vitamin-D-Spiegel ergab somit eine Minderung des Risikos um 54 Prozent, an einem bösartigen Darmtumor zu erkranken.

Wenig später, nämlich im November 2007, stellte ein anderes Team von Wissenschaftlern um D. M. Freedman die Ergebnisse aus der amerikanischen NHANES-III-Studie in Amerika vor. Die hierzu veröffentlichten Daten beziehen sich auf die beachtliche Zahl von 16 800 erwachsenen Patienten in der Zeit von 1988 bis 2000.

Der Vergleich der Gruppe mit einem Vitamin-D-Spiegel > 80 nmol/l zu der Gruppe < 50 nmol/l ergab eine Reduktion des Risikos, einen bösartigen Darmtumor zu entwickeln, von 72 Prozent!

Aber nicht nur das Risiko zur Entwicklung eines bösartigen Darmtumors ist vom Vitamin-D-Spiegel abhängig, sondern auch die Wahrscheinlichkeit, nach der Entdeckung des Tumors an ihm zu versterben. Anders ausgedrückt: Bei gleichem Tumorstadium und identischen übrigen Bedingungen überleben Patienten mit einem normalen Vitamin-D-Spiegel länger als solche mit einem niedrigen Spiegel!

Dies zeigt auch eine Untersuchung der Arbeitsgruppe von Professor Edward Giovannucci aus Boston, die Mitte 2008 veröffentlicht wurde. Einzelheiten werden wir später ausführlicher zusammen mit weiteren Daten zur Tumornachsorge im Kapitel »Auch Metastasen mögen keinen Sonnenschein!« darstellen. Diese wichtige Aussage gilt nämlich auch für andere Tumorarten.

Speziell diese Eigenschaft von Vitamin D ist ferner einer der Gründe, warum wir eingangs gesagt haben, dass wir mit unserem

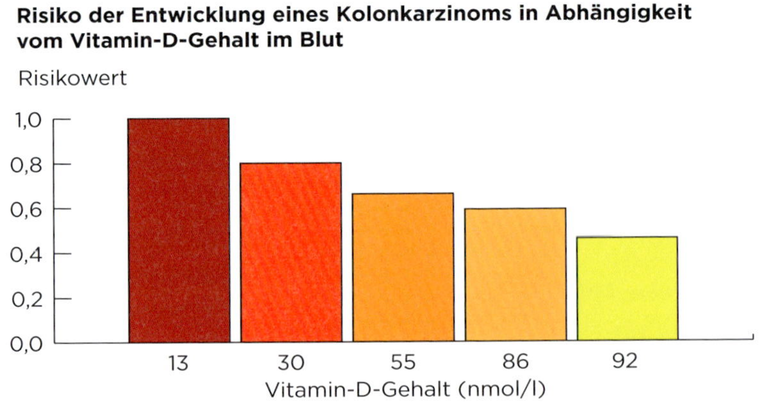

Abb. 18: Abhängigkeit des Darmkrebsrisikos vom Vitamin-D-Spiegel im Blut. Je höher der Spiegel des Sonnenhormons steigt, umso geringer wird die Wahrscheinlichkeit, einen bösartigen Darmtumor zu entwickeln. (Zahlen aus Gorham, E. D. et al. in: American Journal of Preventive Medicine 2007; 32:216)

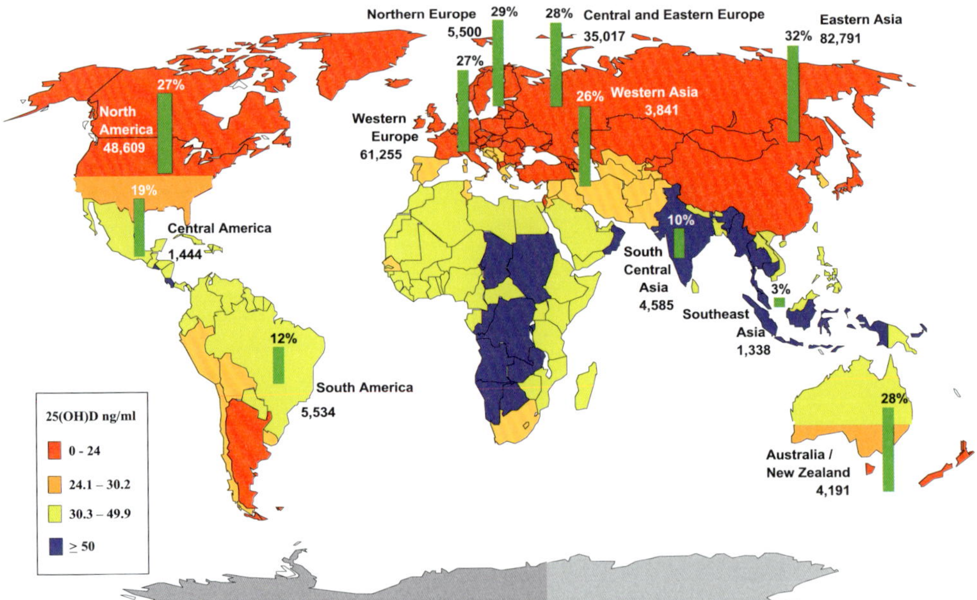

Abb. 19: Weltkarte, in der für verschiedene Länder ein geschätzter Vitamin-D-Spiegel (farbcodiert) eingetragen ist. Die grünen Säulen geben an, um wie viel Prozent die Zahl der jährlich in diesem Land neu auftretenden bösartigen Darmtumore verringert werden könnte, wenn der Vitamin-D-Spiegel durch die Gabe von 2000 IE Vitamin D und – wenn möglich – eine mäßige und regelmäßige Sonneneinwirkung auf die Haut angehoben würde. (Abbildung aus Garland, C. F. et al. in: Ann. Epide miol. 2009; 19:472)

Bericht über das Sonnenhormon dazu beitragen können, bei den Betroffenen das Gefühl der Ohnmacht abzubauen und eine andere Einstellung gegenüber dem Tumorgeschehen zu entwickeln: Hilfe zur Selbsthilfe!

Doch wieder zurück zum Tumorgeschehen selbst. Die ständig wachsende Zahl von wissenschaftlichen Untersuchungsergebnissen erlaubt immer weitergehende und präzisere Aussagen zur Wirkung von Vitamin D auf bösartige Tumore. So hat die Arbeitsgruppe der Brüder Garland im vergangenen Jahr für die USA berechnet, dass die Anhebung des Vitamin-D-Spiegels von 40 auf 60 ng/ml jedes Jahr etwa 49 000 neue Fälle von bösartigem Darmkrebs und drei Viertel der Todesfälle durch diesen Tumor verhindern könnte.

Abbildung 19 zeigt eine Weltkarte, in der die möglichen Absenkungen der Tumorhäufigkeit durch Vitamin D in verschiedenen Ländern eingetragen sind. Wenn man diese Zahlen mit den Ergebnissen anderer medizinischer Maßnahmen vergleicht, wird deutlich, welch einen hervorragenden Einfluss ein ausreichend hoher Vitamin-D-Spiegel auf das Geschehen bei bösartigen Darmtumoren hat und was durch eine bessere Versorgung der Bevölkerung mit Vitamin D jeweils erreicht werden könnte!

Ein weiterer, wichtiger Aspekt lässt sich eindrucksvoll dokumentieren, wenn man die Ergebnisse der verschiedenen Studien in einer gemeinsamen Abbildung darstellt, wie William B. Grant es in einer aktuellen Veröffentlichung getan hat (siehe **Abbildung 20**): Das Auftreten von bösartigen Dickdarmtumoren ist eindeutig abhängig von der Höhe des Vitamin-D-Spiegels im Blut: Je höher der Spiegel, desto niedriger wird das Risiko, einen solchen Tumor zu entwickeln.

Auch bei bereits an kolorektalem Krebs erkrankten Patienten konnte in einer weiteren Untersuchung (Maalmi et al., 2017) eine signifikante Senkung der Mortalität nachgewiesen werden. 2910 Darmkrebspatienten wurden dabei 4,8 Jahre lang beobachtet. Von den 787 in dieser Zeit verstorbenen Patienten war die Todesursache bei 573 Betroffenen auf den Krebs zurückzuführen. Patienten mit den

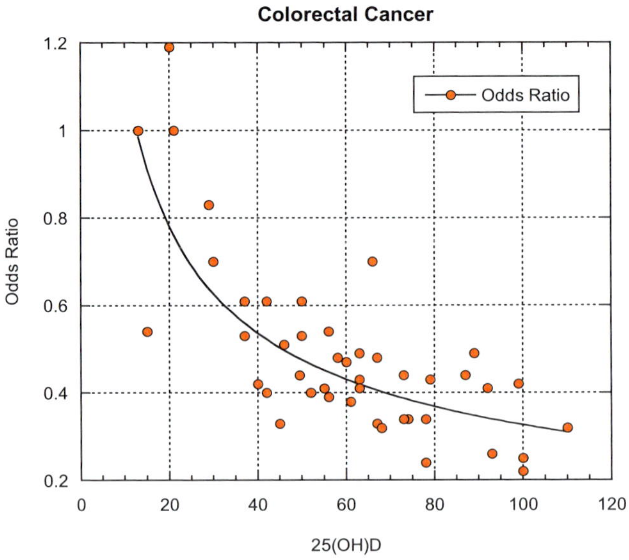

Abb. 20: Darstellung des Risikos (Odds Ratio), in Abhängigkeit vom Vitamin-D-Spiegel einen bösartigen Dickdarmtumor zu entwickeln. Die Daten wurden von William B. Grant aus zehn verschiedenen Veröffentlichungen zusammengestellt und zeigen, wie deutlich das Risiko für die bösartigen Darmtumore bei niedrigen Vitamin-D-Werten ansteigt. (Modifiziert nach William B. Grant)

höchsten Vitamin-D-Spiegeln (> 18 ng/ml) zeigten dabei einen wesentlich besseren Verlauf als solche mit niedrigen Vitamin-D-Spiegeln (< 5 ng/ml). So war bei den Unterversorgten die Gesamtmortalität um ganze 78 Prozent und die spezifische Mortalität um 65 Prozent höher, während die besser Versorgten eine 32 Prozent höhere Chance auf Rezidivfreiheit und eine 48 Prozent höhere Chance auf ein krankheitsfreies Überleben hatten.

Wie bereits in der Einleitung erwähnt, sind alle diese Studiendaten weiterhin gültig. In einem im Jahr 2024 veröffentlichten Review unterstreicht Bill Grant auf der Basis von Krebsdaten der USA zwischen 2016 und 2020 die Bedeutung der Sonne und Vitamin D für die Entstehung von Krebs unter besonderer Berücksichtigung von Übergewicht und Diabetes.

Im nächsten Kapitel werden wir die umfangreichen Daten von Vitamin D bei den bösartigen Tumoren der weiblichen Brust vorstellen, die den geschilderten Ergebnissen bei den Darmtumoren in diesem Kapitel in nichts nachstehen!

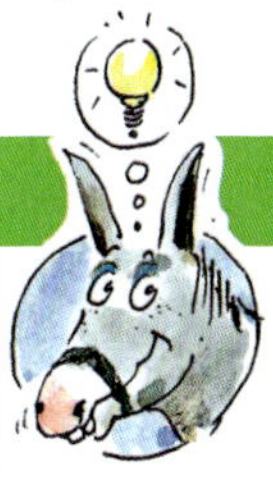

Was unser Eselchen in diesem Kapitel lernen konnte:

Bösartige Tumore des Dickdarms sind die häufigste Krebsart, von der Frauen und Männer in etwa gleichermaßen betroffen sind. Die Prognose ist ungünstig, wenn zu spät operiert wird.
Zahlreiche Studien zeigen, dass die Entstehung und der Verlauf bösartiger Dickdarmtumore durch Vitamin D in einem unerwartet hohen Maß positiv beeinflusst werden. In konkreten Zahlen bedeutet dies z.B. für die USA die Chance, in jedem Jahr etwa 49 000 neue Fällen von bösartigem Dickdarmkrebs und drei Vierteln der Todesfälle durch diese Tumore zu verhindern.

Bösartige Tumore der weiblichen Brust

Bei Frauen ist der Brustkrebs die häufigste Form eines bösartigen Tumors und die zweithäufigste Todesursache in Deutschland. Er tritt vorwiegend zwischen dem fünfundvierzigsten und siebzigsten Lebensjahr auf und zeigt sich klinisch meist als derber, höckeriger, schmerzloser Knoten, der oft mit der Haut verwachsen und von einer lokalen Einlagerung von Flüssigkeit begleitet ist. Diesem Erstbefund eines fortgeschrittenen Tumors gehen bereits auffällige Tastbefunde voraus, die im Rahmen der routinemäßigen Krebsvorsorgeuntersuchungen festgestellt werden können.

Da der Tastbefund jedoch nicht zwischen gutartigem und bösartigem Tumor unterscheiden kann, werden weitere diagnostische Maßnahmen hinzugezogen: Ultraschall, Röntgen-Mammografie und Kernspintomografie. Bestätigen diese Untersuchungen den Verdacht, erfolgt die Absicherung der Diagnose durch die Entnahme einer Gewebeprobe. Das weitere therapeutische Vorgehen wird vom Ergebnis der histologischen Untersuchungen dieser Probe abhängig gemacht.

Zur Eigenart des bösartigen Brusttumors gehört, dass es zum Zeitpunkt seines Nachweises häufig bereits zu einer Auswanderung von Krebszellen in die Achsellymphknoten oder zu Fernmetastasen im Skelett, in der Leber oder im Gehirn gekommen ist.

Die Therapie besteht in aller Regel in der operativen Entfernung des Primärtumors einschließlich gegebenenfalls befallener Lymphknotenmetastasen, wobei heute insbesondere bei kleineren Tumoren meist versucht wird, organerhaltend zu operieren, also nicht die gesamte Brust zu entfernen. Mithilfe der Szintigrafie (einem bildgebenden Verfahren der nuklearmedizinischen Diagnostik) des Wächterlymphknotens gelingt es zudem häufig, die vollständige Entfernung aller Achsellymphknoten und die damit verbundenen Spätfolgen zu vermeiden. Anschließend erfolgen lokale Strahlenbehandlung und zusätzliche Chemotherapie in mehreren Sitzungen zur Ausschaltung der sich im übrigen Körper noch befindlichen

Tumorzellen. Dieses Grundschema kann allerdings in Abhängigkeit von den speziellen Gegebenheiten durch die behandelnden Tumorspezialisten variiert werden. So besteht bei den sogenannten hormonrezeptorpositiven Tumoren die Möglichkeit einer zusätzlichen Behandlung mit »Anti-Hormonen«.

Die Prognose über den Krankheitsverlauf ist aufgrund der frühen Metastasierung generell mäßig. Etwa 50 Prozent der Frauen erleiden ein Rezidiv (Rückfall) und 70 Prozent der Patientinnen mit einem Rückfall versterben innerhalb der nächsten drei Jahre. Diese Zahlen erlauben jedoch in der Regel keinerlei Vorhersage im individuellen Fall und damit auch nicht für die unterschiedlichen Maßnahmen im Rahmen der weiteren Therapie.

Diese relativ triste Bilanz trägt sicherlich mit dazu bei, das eingangs beschriebene Verhalten der Betroffenen zu erklären, eine Tumorerkrankung eher zu verschweigen. Allerdings ergeben sich aktuell durch die neuen Erkenntnisse über die Wirkung von Vitamin D deutlich verbesserte Perspektiven.

Von der Öffentlichkeit – und allerdings auch der Schulmedizin – weitestgehend unbeachtet gingen die Forschungen zu Vitamin D nämlich konsequent weiter und über das Thema Dickdarmtumore hinaus. So veröffentlichte Dr. Martin Lipkin 1999 eine Zusammenfassung mehrerer unabhängiger experimenteller und epidemiologischer Studien. Sie untermauerten die These, dass Vitamin D auch einen Einfluss auf die Entstehung der bösartigen Tumore der Brust hat.

Zum eigentlichen Durchbruch kam es jedoch erst im Jahr 2007, als nacheinander fünf Veröffentlichungen von ganz unterschiedlichen Autoren über verschiedene Patientenkollektive berichteten. Ein weiterer Bericht mit noch eindrucksvolleren Zahlen kam Anfang 2008 aus dem Deutschen Krebsforschungszentrum in Heidelberg. Wegen der Bedeutung dieser neuen Erkenntnisse für die Tumorheilkunde möchten wir einige dieser Arbeiten hier kurz einzeln vorstellen.

Als Erste haben wir die Studie von Professor Kim Robien und Mitarbeitern ausgewählt. Er berichtet im Rahmen der großen »Iowa Women Study«, in der 34 000 Frauen in Amerika zwischen 1986 und

2004 betreut wurden: Die Aufnahme von 800 IE Vitamin D mit der Nahrung im Vergleich zur Aufnahme von 400 IE Vitamin D führte zu einer Absenkung des Risikos um 34 Prozent, einen bösartigen Brusttumor zu entwickeln.

Professor Jennifer Lin mit ihren Mitarbeitern fand 2007 in der ähnlich großen Gruppe der »Women's Health Study« mit 10 000 Frauen vor und 20 000 Frauen nach den Wechseljahren eine Absenkung des Risikos für diejenigen Frauen, die eine größere Menge Vitamin D als die Vergleichsgruppe mit der Nahrung aufgenommen hatten. Allerdings ließ sich in der zehnjährigen Verlaufskontrolle die 35-prozentige Absenkung nur für die Frauen vor den Wechseljahren nachweisen.

Die Arbeitsgruppe von Professor Reinhold Vieth aus Kanada untersuchte ebenfalls im Jahr 2007 per Telefonbefragung 972 Frauen mit einem bösartigen Brusttumor und 1135 Frauen als Kontrollkollektiv mit entsprechendem Alter. Der Vergleich der Sonnenexposition zwischen dem zehnten und 19. Lebensjahr ergab für die Frauen mit der größeren Sonnenexposition eine Risikoreduktion von 35 Prozent.

In der Umgebung von San Francisco untersuchte Dr. Esther John mit ihren Mitarbeitern im gleichen Jahr 1788 Fälle mit einem neu nachgewiesenen Mammakarzinom (Brustkrebs) und 2129 ausgesuchte Kontrollpersonen. Es handelte sich um eine gemischte Gruppe mit Frauen afrikanischer und spanischer Abstammung sowie eine dritte Gruppe, die aus dem übrigen Europa eingewandert war. Bei dieser Untersuchung wurde die Hautfarbe an der Innenseite des Unterarms mit der Hautfarbe der Stirn verglichen. Aus der Differenz der Pigmentierung wurde die Sonnenexposition der jeweiligen Person berechnet.

Die Auswertung ergab, dass bei angeboren stark pigmentierter Haut das Verfahren nicht eingesetzt werden kann. Die auswertbaren Fälle zeigten jedoch für die Frauen mit einer hohen Sonnenexposition eine Risikoreduktion um 47 Prozent.

Alle bisher zitierten Untersuchungen haben den Vorbehalt, dass sie nur eine mehr oder minder indirekte Aussage über das im Körper verfügbare Vitamin D machen können, da nicht das in der Haut produzierte Vitamin D berücksichtigt wird. Die nun folgende Arbeit hat diesen Mangel beseitigt, indem der Vitamin-D-Gehalt direkt im Blut der Frauen bestimmt wurde.

Die in den vorangegangenen Kapiteln bereits erwähnte Arbeitsgruppe der Gebrüder Garland, die sich ja schon sehr lange mit dem Thema Vitamin D beschäftigt, fasste 2007 die Ergebnisse von zwei Studien mit insgesamt 1760 Patientinnen mit einem neu nachgewiesenen bösartigen Brusttumor zusammen. Dabei zeigte die Gruppe mit den höchsten Vitamin-D-Spiegeln (> 120 nmol/l) gegenüber den Frauen mit Vitamin-D-Spiegeln < 32 nmol/l eine 50-prozentige Risikoreduktion.

Ende 2007 meldeten sich dann erstmals auch deutsche Wissenschaftler mit ihren Ergebnissen. Dr. Sascha Abbas und seine Mitarbeiter vom Deutschen Krebsforschungszentrum (DKFZ) in Heidelberg verglichen zunächst die Vitamin-D-Aufnahme in der Nahrung von 278 Patientinnen, bei denen ein Mammakarzinom vor den Wechseljahren nachgewiesen worden war, mit einem altersangepassten Kontrollkollektiv von 666 Frauen.

Die Patientinnen mit der höchsten Aufnahme von Vitamin D in der Nahrung hatten eine 50-prozentige Risikoreduktion gegenüber den Patientinnen mit einer geringeren Vitamin-D-Aufnahme. Anfang 2008 wurden dann von derselben Arbeitsgruppe am Heidelberger DKFZ die Ergebnisse von 1365 nach den Wechseljahren an Brustkrebs erkrankten Frauen veröffentlicht. Wie bei den Studien von Garland konnten bei dieser Untersuchung die offensichtlich aussagefähigeren Vitamin-D-Spiegel im Blut der betroffenen Frauen gemessen werden, die ja die Summe des Vitamins aus den verschiedenen Quellen darstellen. Die Ergebnisse wurden in fünf Gruppen mit aufsteigendem Vitamin-D-Gehalt eingeteilt (siehe **Abbildung 21**), wie wir dies im vorhergehenden Kapitel bei den bösartigen Darmtumoren bereits beschrieben haben.

Erneut zeigte sich, dass die Schutzfunktion mit zunehmendem Vitamin-D-Spiegel immer besser wird. Die Risikoreduktion betrug bei dieser Untersuchung sogar 69 Prozent! Anders ausgedrückt

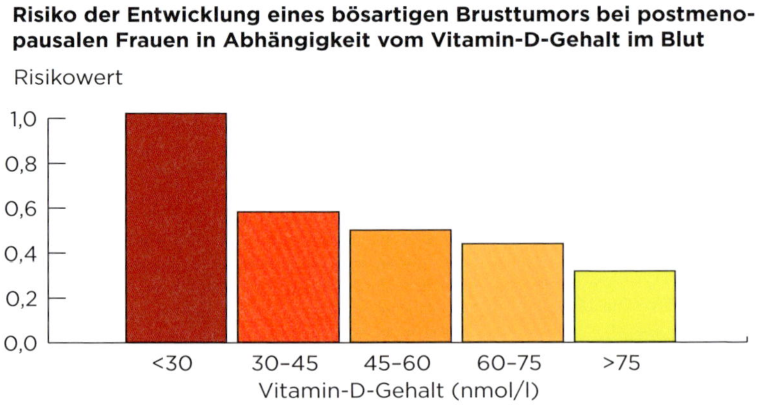

Abb. 21: Sinkendes Risiko für die Ausbildung eines bösartigen Brusttumors mit steigendem Vitamin-D-Gehalt im Blut. (Zahlen aus Abbas, S. et al. in: Carcinogenesis 2008; 29:93)

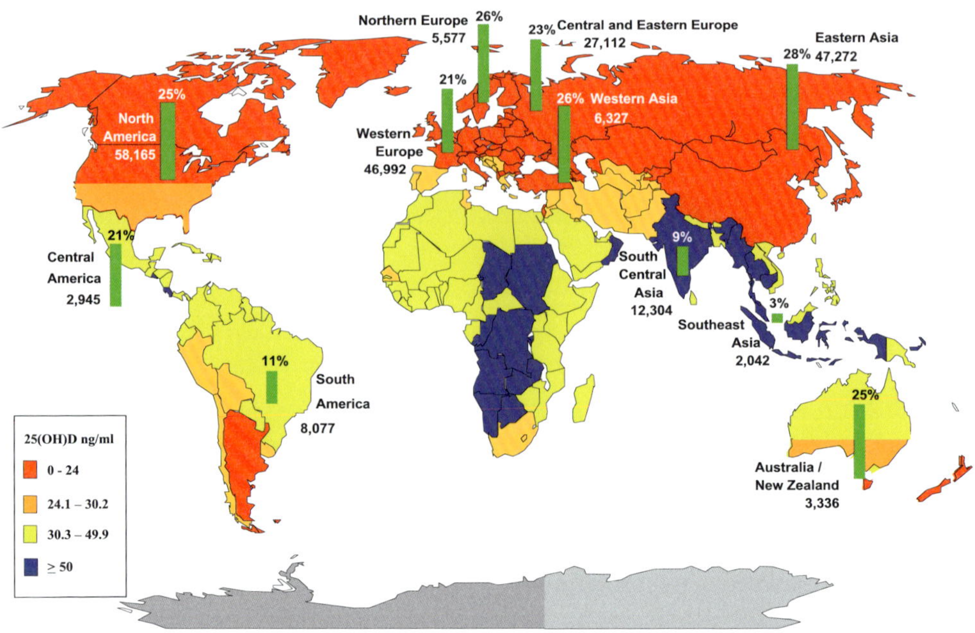

Abb. 22: Weltkarte, in der für verschiedene Länder ein geschätzter Vitamin-D-Spiegel (farbcodiert) eingetragen ist. Die grünen Säulen geben an, um wie viel Prozent die Zahl der jährlich in diesem Land neu auftretenden bösartigen Tumore der weiblichen Brust verringert werden könnte, wenn der Vitamin-D-Spiegel durch die Gabe von 2000 IE Vitamin D und – wenn möglich – eine mäßige und regelmäßige Sonneneinwirkung auf die Haut angehoben würde. (Abbildung aus Garland, C. F. et al. in: Ann. Epidemiol. 2009; 19:473)

bleiben sieben von zehn Frauen von einem Mammakarzinom verschont, wenn ihr Körper über genügend Vitamin D verfügt, um sich selbst vor der Krebserkrankung zu schützen! Eine Untersuchung iranischer Frauen im Jahr 2016 bestätigt die Ergebnisse bei den deutschen Frauen.

Mitte 2008 berichtete die Kollegin Professor Pamela J. Goodwin aus Toronto auf der Jahrestagung der Amerikanischen Krebsgesellschaft, dass das Sonnenhormon auch vor Metastasen und frühzeitigem Tod durch den Brustkrebs schützt. Diese erste Beobachtung wurde im Jahr 2014 durch eine Metaanalyse von Mohr et al. bestätigt.

Ebenso zeigt eine prospektive Studie (Madden et al., 2018) mit vergleichbarem Ergebnis eine 49-prozentige Reduktion der Sterblichkeit durch eine Vitamin-D-Supplementation, die bei den Patientinnen (erstmalig) nach der Operation eingeleitet wurde.

Wie wichtig die immer wieder infrage gestellte Anhebung des Vitamin-D-Mangel-Schwellenwertes von 20 auf 30 ng/ml (und höher!) ist, beweist eine weitere Studie aus dem Jahr 2019 (Zhu et al.) mit Erhebungsdaten aus 20 Jahren, die abermals den Zusammenhang zwischen dem Sonnenhormon und Brustkrebs belegt. Frauen im Alter zwischen 25 und 84 Jahren wurde ein um 62 Prozent niedrigeres Risiko, am Mammakarzinom zu erkranken, attestiert, wenn der 25(OH)D-Spiegel über 30 ng/ml statt nur zwischen 20 bis 30 ng/ml lag.

Wie wir im vorangegangenen Kapitel bereits erwähnt haben, erlaubt die ständig wachsende Zahl von wissenschaftlichen Untersuchungsergebnissen immer weitergehende und präzisere Aussagen zur Wirkung von Vitamin D auf bösartige Tumore.

So hat die Arbeitsgruppe der Brüder Garland im Jahr 2009 auch die Ergebnisse bei bösartigen Brusttumoren zusammengefasst. Für die USA und Kanada berechneten sie, dass die Anhebung des Vitamin-D-Spiegels der weiblichen Bevölkerung durch die Gabe von 2000 IE Vitamin D täglich jedes Jahr etwa 58 000 neue Fälle von bösartigen Brusttumoren verhindern könnte.

Abbildung 22 zeigt eine Weltkarte, in der die möglichen Absenkungen der Tumorhäufigkeit durch Vitamin D in verschiedenen

Ländern eingetragen sind. Entsprechend den Ergebnissen bei den Darmtumoren zeigen diese Zahlen deutlich, welch einen ausgeprägten Einfluss ein ausreichend hoher Vitamin-D-Spiegel auch auf das Geschehen bei bösartigen Tumoren der weiblichen Brust hat und was durch eine bessere Versorgung der weiblichen Bevölkerung mit Vitamin D auch bei den Brusttumoren erreicht werden könnte!

Wie bei den bösartigen Darmtumoren bereits gezeigt, lässt sich ein weiterer wichtiger Aspekt eindrucksvoll dokumentieren, wenn man die Ergebnisse der verschiedenen Studien in einer gemeinsamen Abbildung darstellt, wie William B. Grant es in einer aktuellen Veröffentlichung getan hat (siehe **Abbildung 23**): Das Ausmaß der Wirkung von Vitamin D auf die bösartigen Brusttumore ist abhängig von der Höhe des Vitamin-D-Spiegels im Blut: Je höher der Spiegel, desto niedriger wird das Risiko, einen solchen Tumor zu entwickeln.

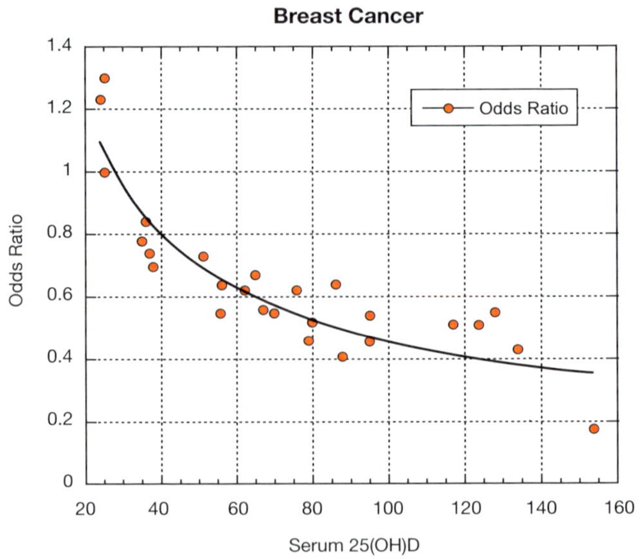

Abb. 23: Darstellung des Risikos (Odds Ratio), in Abhängigkeit vom Vitamin-D-Spiegel einen bösartigen Tumor der weiblichen Brust zu entwickeln. Die Daten wurden von William B. Grant aus sechs verschiedenen Veröffentlichungen zusammengestellt und zeigen, wie deutlich das Risiko für die bösartigen Brusttumore bei niedrigen Werten von Vitamin D ansteigt. (Modifiziert nach William B. Grant)

Eine aktuelle Übersichtsarbeit der Arbeitsgruppe von A. Torres aus dem Jahr 2024 über die Publikationen zum Thema Vitamin D und Brustkrebs in den letzten fünf Jahren ergab, dass Vitamin-D-Spiegel > 40 ng/ml einen Schutzeffekt gegen Brustkrebs haben, und weist damit auf den weltweiten Trend, die erstrebenswerten Vitamin-D-Spiegel im Blut deutlich oberhalb des Grenzwertes von 30 ng/ml anzusiedeln.

Auf die Tatsache, dass Vitamin D sogar nach dem Auftreten und der Entfernung des bösartigen Brusttumors einen positiven Effekt auf den weiteren Verlauf hat, haben wir bereits hingewiesen. Nun kommen Berichte hinzu, die sogar im Rahmen der Chemotherapie über einen zusätzlichen positiven Effekt eines guten Vitamin-D-Spiegels hinweisen. So zeigt eine Übersichtsarbeit der Arbeitsgruppe von A. Ottaiano aus Italien für sechs Publikationen aus dem Jahr 2014–2024 eine 22-prozentige Verbesserung der Effizienz der Chemotherapie und eine 35-prozentige Verbesserung des Risikos für eine Tumorprogression. Die immer wieder in Onkologie zu hörende Warnung, während einer Chemotherapie »nur ja keine Vitamine einzunehmen«, entbehrt also für Vitamin D jeglicher Grundlage. Wir haben ja bereits mehrfach darauf hingewiesen, dass Vitamin D eben kein Vitamin, sondern ein essenzielles Hormon für einen gesunden Zellstoffwechsel ist.

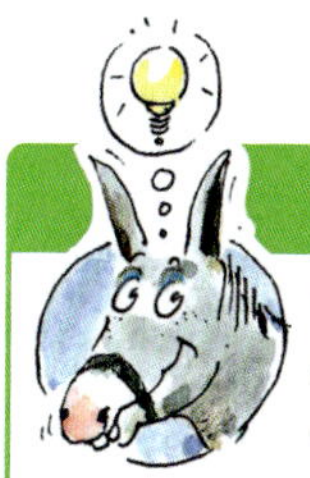

Was unser Eselchen in diesem Kapitel lernen konnte:

Für Frauen sind bösartige Tumore der Brust die häufigste Krebsart und zudem prognostisch in vielen Fällen ungünstig. Sie stellen daher die zweithäufigste Todesursache bei Frauen dar. Umso eindrucksvoller sind die mehrfach reproduzierbaren Studienergebnisse über die Schutzfunktion von Vitamin D bei dieser Tumorart, selbst wenn er bereits nachweisbar ist und sogar unter einer Chemotherapie. In der Tumorprävention wird eine Risikoreduktion bis zu einem Faktor drei und in der Metastasierung um die Hälfte erreicht.

Bösartige Tumore der Prostata

Wie der **Abbildung 17** im Kapitel »Bösartige Tumore des Dickdarms« zu entnehmen ist, sind bösartige Tumore der Prostata (Prostatakarzinome) die häufigste bösartige Tumorart bei Männern. Daher darf ein entsprechendes Kapitel in diesem Buch nicht fehlen. Allerdings ist es uns beim Prostatakarzinom im Gegensatz zu den bereits besprochenen Tumoren nicht gelungen, zu den gleichen, uneingeschränkt positiven Aussagen hinsichtlich der Bedeutung von Vitamin D zu kommen.

Doch schauen wir uns die Einzelheiten einmal an! Die deutliche Zunahme der diagnostizierten Prostatakarzinome in den vergangenen Jahren wird von einigen Wissenschaftlern nicht auf eine wirkliche Zunahme der Karzinomhäufigkeit zurückgeführt, sondern mit der gesteigerten Früherkennung durch die Bestimmung des Tumormarkers »Prostataspezifisches Antigen« (PSA) im Blut in Verbindung gebracht.

Wie der Name PSA besagt, ist dies eine Substanz, die nur in der Prostata vorkommt. Wird sie vermehrt im Blut nachgewiesen, ist dies ein Hinweis darauf, dass die Prostata erkrankt ist – allerdings ohne Unterscheidung, ob es sich um eine bösartige oder gutartige Erkrankung handelt. Daher sind weitere Untersuchungen zur Abklärung der Ursache der Erhöhung des Wertes im Blut erforderlich.

Die gutartige Vergrößerung der Prostata (benigne Prostatahyperplasie, BPH) beginnt häufig bereits zwischen dem 40. und 50. Lebensjahr und ist anfangs nur sehr schwer von einem Prostatakarzinom zu unterscheiden. Dies gilt sowohl für den tastenden Finger des Urologen als auch für die schon erwähnte PSA-Bestimmung im Blut. Beide Erkrankungen können sich durch Schwierigkeiten bei der Blasenentleerung bemerkbar machen.

Zur weiteren Differenzierung dienen die Verlaufskontrolle der PSA-Bestimmung, der rektale Ultraschall, die Kernspintomografie und die Positronen-Emissionstomografie. Erhärtet sich die Verdachtsdiagnose, erfolgt zur Absicherung die Entnahme einer

Gewebeprobe (Nadelbiopsie) aus der Prostata, die allerdings auch nicht in jedem Fall vorhandenes Tumorgewebe verbindlich nachweisen oder ausschließen kann. Ein organüberschreitendes Wachstum findet sich nur in fortgeschrittenen Fällen. Häufiger und früher kommt es jedoch zur Absiedlung von Metastasen in die regionalen Lymphknoten, das Skelettsystem und die Leber.

Die Prognose ist bei einer rechtzeitigen Operation mit 90-prozentiger Heilung recht gut. Allerdings kommt es im Gefolge des Eingriffs relativ häufig zu einer Nebenwirkung, die vor allem von jüngeren Männern als sehr belastend empfunden wird: die Impotenz. Ferner existiert eine wissenschaftliche Kontroverse darüber, ob nicht zahlreiche Prostatakarzinome unnötig operativ behandelt werden. Dies ist in der Regel dann der Fall, wenn der Tumor erst in einem hohen Lebensalter nachgewiesen wird und eine langsame Wachstumsrate aufweist. Die Wahrscheinlichkeit ist dann unter Umständen größer, dass der betroffene Mann an einer anderen Erkrankung versterben wird als an seinem Prostatakarzinom.

Sowohl das gutartige als auch das bösartig veränderte Prostatagewebe verfügen über Vitamin-D-Rezeptoren, sodass eine entsprechende Beeinflussbarkeit auch für dieses Organ und diese Tumorart nachgewiesen wurde. Allerdings verlieren die Tumorzellen zum Teil relativ bald diese Rezeptoren und sind dann für den Einfluss von Vitamin D nicht mehr zugänglich. Entsprechend sind die bisherigen Studienergebnisse widersprüchlich.

Eine Veröffentlichung von Professor Haojie Li und Mitarbeitern weist 2007 dabei auf einen wichtigen Aspekt hin. Die Ergebnisse beruhen auf der Untersuchung von 14 900 Männern. Im Verlauf von 18 Jahren traten 1666 neue Prostatakarzinome auf. Diese Fälle wurden mit 1618 Kontrollen verglichen, die in Bezug auf Alter und Tabakkonsum angepasst waren. Bei allen Personen konnten direkt die Vitamin-D-Spiegel im Serum bestimmt werden.

Männer mit einem Vitamin-D-Spiegel unter 62 nmol/l hatten ein etwa zweifach höheres Risiko, einen aggressiven Tumor zu entwickeln. Dieses Ergebnis war allerdings statistisch nicht ausreichend signifikant, das heißt nicht mit ausreichend hoher

Wahrscheinlichkeit richtig. Deutlich verbessern ließ sich diese Aussage jedoch, wenn individuelle Veränderungen der Gene (Gen-Polymorphismen) berücksichtigt wurden. Männer mit einer bestimmten Veränderung in den Genen der Prostata profitierten eindeutig mit einer 60- bis 70-prozentigen Risikoreduktion von hohen Vitamin-D-Spiegeln.

Eine Übersichtsarbeit von William B. Grant zeigt in 122 Ländern einen Zusammenhang zwischen der Überlebensrate beim Prostatakarzinom und genetischen Veränderungen sowie weiteren Faktoren.

Es ist zu erwarten, dass die Untersuchung und Berücksichtigung solcher Gen-Polymorphismen nicht nur bei zukünftigen Studien zum Prostatakarzinom, sondern auch bei anderen Tumorarten dazu führen wird, den Einfluss von Vitamin D auf die verschiedenen Organe und ihre Tumore noch besser zu verstehen.

Eine Meta-Analyse des Deutschen Krebsforschungszentrums in Heidelberg, die im Herbst 2009 insgesamt elf verschiedene Veröffentlichungen zum Thema »Vitamin D und Prostatakarzinom« untersuchte, kam zu dem Ergebnis, dass sich aufgrund der bisher vorliegenden Daten keine eindeutige Beziehung zwischen dem Vitamin-D-Spiegel und der Entstehung eines bösartigen Tumors der Prostata herstellen lässt.

Andererseits berichtete im Jahr 2006 die Arbeitsgruppe von Dr. Reinhold Vieth in Toronto über die Ergebnisse einer Verlaufskontrolle bei Männern mit einem unbehandelten Prostatakarzinom. Dabei zeigte sich, dass der Anstieg des PSA-Spiegels, der im Wesentlichen von der Tumoraktivität abhängt, in den sonnigen Monaten des Frühjahrs und des Sommers geringer war als in den übrigen Monaten des Jahres.

Auch spätere Untersuchungen bis zum Jahr 2016 ergeben kein solch einheitliches Bild wie bei den Darm- und Brusttumoren. Allerdings berichten einige Arbeitsgruppen, dass niedrige Vitamin-D-Spiegel offensichtlich mit fortgeschrittenen Stadien und einer größeren Aggressivität (Gleason Score) der Tumore in Verbindung stehen.

Für eine sichere Einschätzung des Einflusses des Vitamin-D-Spiegels auf die Entstehung des Prostatakarzinoms bedarf es daher weiterer Studien. Wie bei allen epidemiologischen Untersuchungen wird es dabei darauf ankommen, andere Einflussfaktoren korrekt auszugrenzen, um die richtigen Ergebnisse zu erhalten.

Dies ist im Jahr 2023 durch eine Arbeitsgruppe mehrerer Urologischer Kliniken in China geschehen. Sie berichten aufgrund ihrer experimentellen Untersuchungen, dass ein Vitamin-D-Mangel das Wachstum und die Tendenz zur Metastasierung eines Prostatakarzinoms offensichtlich dadurch verschlechtere, dass die Umwandlung der regulären Gewebszellen zu Tumorzellen gefördert werde. Damit bestätigen sie mit moderner Forschungstechnik die Richtigkeit des in Abb. 15 dargestellten DINOMIT-Konzeptes.

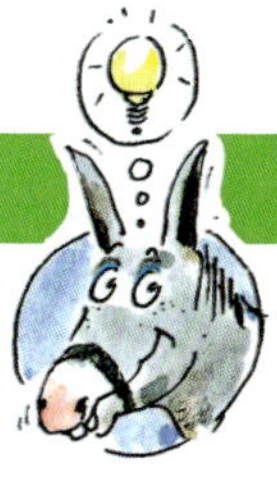

Was unser Eselchen in diesem Kapitel lernen konnte:

Das Prostatakarzinom, der häufigste bösartige Tumor beim Mann, zeigt in einigen Studien die bekannten positiven Aspekte von Vitamin D, in anderen Untersuchungen jedoch nicht. Die Ergebnisse sind somit nicht eindeutig und bedürfen der weiteren Erforschung. Dies ist im Jahr 2023 durch experimentelle Untersuchungen in China gelungen. Umfangreiche klinische Studien stehen jedoch noch aus.

Bösartige Tumore der Haut

Dies ist das schwierigste Kapitel des gesamten Buches, da sich hier zwei Gruppen mit ganz gegensätzlichen Auffassungen gegenüberstehen! Zu der einen Gruppe gehören die Hautärzte, die besorgt sind, dass die Haut durch eine zu intensive Sonneneinstrahlung geschädigt wird und vermehrt bösartige Tumore ausbildet.

Zu der anderen Gruppe gehören neben zahlreichen weiteren Wissenschaftlern auch die Autoren dieses Buches. Wir fürchten, dass die Menschen aus Sorge vor den bereits genannten bösartigen Hauttumoren noch weniger in die Sonne gehen beziehungsweise noch mehr Schutzmaßnahmen ergreifen, als sie dies bislang bereits getan haben, und so eine ausreichende Produktion von Vitamin D in der Haut verhindern.

Ungeachtet unserer Parteinahme möchten wir versuchen, die bislang bekannten Daten zu diesem Thema einer sachlichen Analyse zu unterziehen. Beginnen wir mit dem Thema »Haut«: Was ist die Haut, wozu ist sie da?

Anders als beim Vogel die bunten Federn dient die Haut des Menschen – zumindest in den meisten Fällen – eher weniger seinem Balzverhalten. Umgekehrt ist die Haut sicherlich auch nicht lediglich eine empfindliche, schutzbedürftige Hülle unseres Körpers!

Sie ist vielmehr ein wichtiges Organ mit folgenden Funktionen: Nach der Lunge und dem Darm hat sie die drittgrößte Oberfläche aller Organe des Körpers (etwa 2 qm) und stellt gleichzeitig eine Kontaktfläche, aber auch eine Barriere für die Umwelt dar. Sie ist ferner Ausscheidungsorgan für Wasser und Salze, Unterbringungsort für diverse Messfühler des Körpers (Temperatur, Wind, Berührung und andere) sowie letztendlich der Produktionsort für Vitamin D.

Wird die Haut nicht mehr ihrem eigentlichen Zweck entsprechend verwendet, führt dies zu Defiziten für den Körper, die gesundheitliche Folgen haben!

Wir haben 50 Jahre gebraucht, um dies bei einem anderen Organ zu erkennen: bei unserer Muskulatur! Sie ist ebenfalls ein

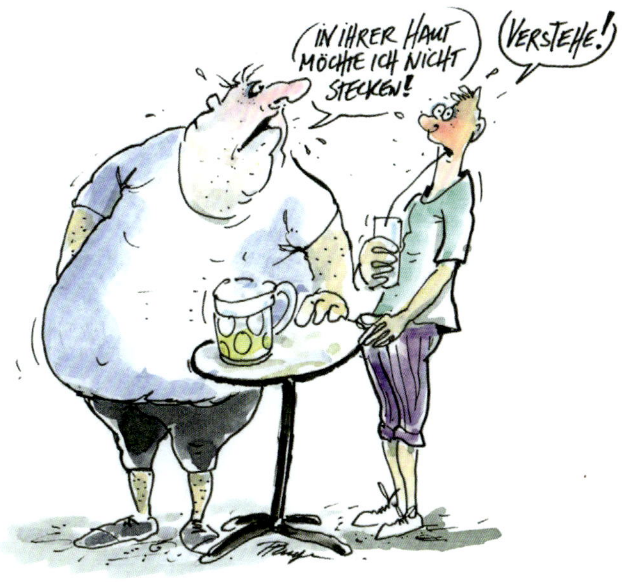

Abb. 24: Die Haut – nicht nur eine variable Hülle unseres Körpers!

lebenswichtiges Organ, das wir vernachlässigt und misshandelt haben – durch unseren Lebensstil! Die Folge schwabbelt heute als Gesundheitskatastrophe durch die Straßen vor allem der Großstädte, und die Gesellschaft ist weit davon entfernt, wirksame und praktikable Gegenmaßnahmen entwickelt zu haben.

Ungeachtet dieser bereits aktenkundigen Katastrophe laufen die Menschen blind (oder gar sehenden Auges?) in das nächste Unglück – mit ihrer Haut! In der öffentlichen Wahrnehmung ist dieses Organ degeneriert zu einer sensiblen Hülle: Sie umgibt die immer umfangreicheren Körper der Menschen, ist von Pickeln und Ekzemen geplagt, wird mit Salben sowie Tinkturen getüncht und zudem mit Schutzkleidung verhüllt in dunklen Höhlen (Gebäuden) vor der Sonne versteckt! Welch eine Vergewaltigung der Haut, die in Wirklichkeit ein lebenswichtiges und durchaus belastungsfähiges, endokrines, also hormonbildendes Organ ist mit den oben bereits erwähnten vielfältigen Aufgaben für den Körper. In den Millionen von Jahren der Entwicklung des Menschen war sie die meiste Zeit der Witterung – und der Sonne – direkt ausgesetzt und hat dennoch vorzüglich funktioniert – oder gerade deswegen?

Unsere klare Forderung kann daher nur lauten: Nützen geht vor Schützen! Diese andere Einstellung zur Haut wird unter anderem durch die Tatsache untermauert, dass Professor Jörg Reichrath, der führende deutsche Wissenschaftler in Bezug auf Haut und Vitamin D, eine internationale Zeitschrift mit dem Titel »Dermato-Endocrinology« gegründet hat. Die Haut wird damit wegen ihrer hormonbildenden Funktion als ein endokrines Organ mit wichtigen Aufgaben wahrgenommen, gleichbedeutend mit der Schilddrüse oder den Keimdrüsen!

Doch wie verträgt sich diese Forderung nach Nutzung der Haut auch zur Vitamin-D-Bildung mit der Sorge um die Entstehung der bösartigen Hauttumore? Wie wir bereits besprochen haben, ist im Laufe der letzten Jahrzehnte aus dem einstmals verehrten »Sonnengott« für die meisten Menschen eine Bedrohung geworden, die uns den tödlichen Hautkrebs beschert.

Damit übersieht diese einseitige Sorge jedoch nicht nur die von der Sonne geprägte, Millionen von Jahren währende Entwicklungsgeschichte der Menschheit, sondern unterschätzt zudem völlig die Anpassungsfähigkeit unserer Art. Der Körper ist so angelegt, dass er sich auf die Effekte des Sonnenlichts einstellen kann – wenn wir damit richtig umgehen! Je nach Witterung und Jahreszeit erreichen jedoch die härteren UV-A- und UV-B-Strahlen den Körper, wo sie unterschiedliche Wirkungen entfalten (siehe **Abbildung 25**).

Beginnen wir mit der ultravioletten Strahlung des Sonnenlichts. Diese unterteilt sich in Abhängigkeit von ihrer Wellenlänge in UV-A-, UV-Bund UV-C-Strahlung. Letztere ist für uns ohne Bedeutung, da sie als energieschwächste Variante völlig von der Ozonschicht, die die Erde umgibt, weggefiltert wird. Je nach Witterung und Jahreszeit erreichen jedoch die härteren UV-A- und UV-B-Strahlen den Körper, wo sie unterschiedliche Wirkungen entfalten:

Durch UV-A-Strahlung mit größerer Eindringtiefe kommt es zur Faltenbildung der Haut und zur Pigmentaktivierung sowie, bei hohen Dosen, zur Verursachung von Hautkrebs.

Durch die UV-B-Strahlung mit geringerer Eindringtiefe kommt es zu Hautrötung und Pigmentbildung. Lang andauernde, intensive

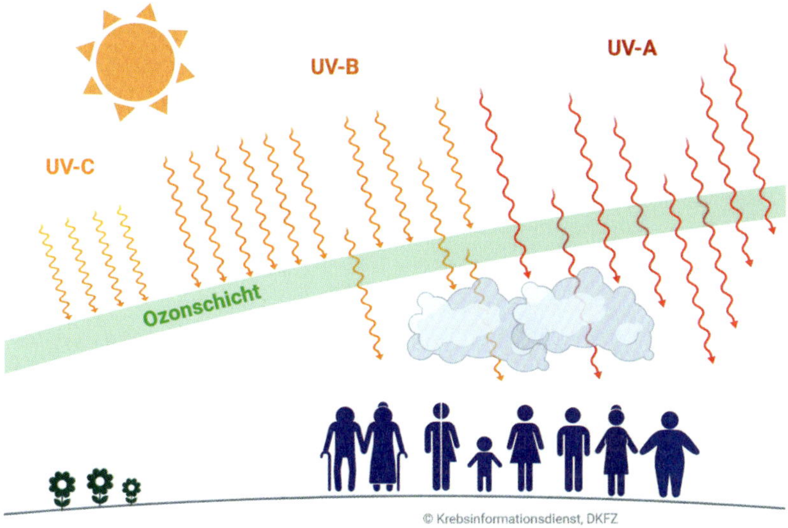

Abb. 25: Das Strahlenspektrum des Sonnenlichts: unterschiedliche Energie der UV-A-, UV-B- und UV-C-Strahlung. (© Krebsinformationsdienst, DKFZ; erstellt mit BioRender.com)

Einwirkung führt vermehrt zu weißem Hautkrebs (Basaliom), der daher vor allem im Gesicht auftritt. Führt zu viel UV-B-Strahlung zum Sonnenbrand, kann dies ebenfalls zur Bildung von schwarzem Hautkrebs beitragen.

Andererseits wird durch die UV-B-Strahlung in der Haut diejenige Reaktion ausgelöst, die zur Produktion von Vitamin D führt. Dieses Sonnenhormon wiederum schützt den gesamten Körper mit seinen vielfältigen Wirkungen vor bösartigen Tumoren – auch in der Haut.

Viele Jahre lang wurde – für uns heute unverständlich – nur die UV-B-Strahlung von den Sonnenschutzmitteln abgeblockt. Daher konnten die UV-A-Strahlen ungehindert auf die Haut einwirken und Schaden anrichten! Durch diesen Umstand haben die Sonnenschutzmittel vielleicht sogar das Gegenteil von dem bewirkt, was sie versprachen: anstelle eines Schutzes der Haut die Zunahme von Melanomen in der Bevölkerung, die sich in falscher Sicherheit wähnte (siehe **Abbildung 26**). Lobenswerterweise hat die Forschung mittlerweile »Breitspektrum-Sonnenschutzmittel« entwickelt, die sowohl gegen UV-A als auch UV-B-Strahlen schützen. Allerdings blockieren auch diese Sonnenschutzmittel die Vitamin-D-Produktion in der Haut ab einem Schutzfaktor von 15 nahezu vollständig. Dies bedeutet, dass selbst im Sommer kein Vitamin-D-Vorrat entstehen kann, der uns durch den sonnenarmen Winter helfen würde.

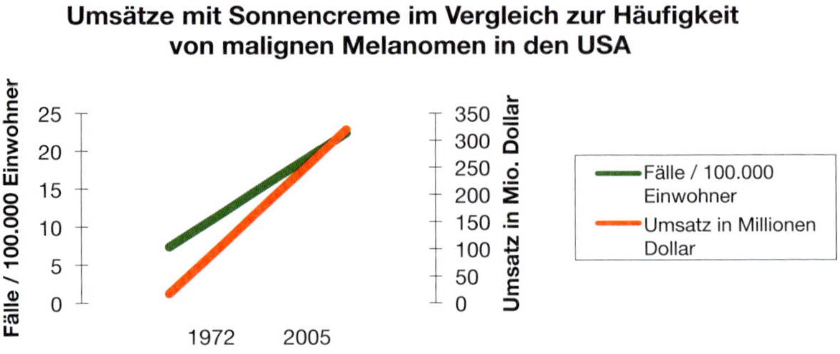

Abb. 26: Die rote Linie zeigt die Entwicklung der Verkaufszahlen für Sonnenschutzmittel, die grüne die Häufigkeit von schwarzem Hautkrebs in den USA. Der parallele Verlauf der Entwicklung ist sicherlich kein Beweis für einen ursächlichen Zusammenhang, stimmt jedoch zumindest nachdenklich. (Modifiziert nach Sorenson, M.: Solar Power for Optimal Health, 2006)

Auf die Problematik, die sich durch den Einsatz verschiedenster Chemikalien in diesen Produkten ergibt, können wir hier nicht weiter eingehen, möchten unseren Lesern jedoch raten, sich mit diesem Thema im eigenen Interesse zu beschäftigen – zumal es inzwischen »Dermatologika« auf der Basis von natürlichen Substanzen wie z. B. Olivenöl auf dem Markt zu finden gibt. Dies gilt auch für Sonnenschutzmittel mit einem Schutzfaktor von 30!

Zur Diskussion über die Krebsentstehung in der Haut müssen wir zunächst einmal darauf hinweisen, dass der schwarze und der weiße Hautkrebs ganz unterschiedliche Eigenschaften haben und nicht in einen Topf geworfen werden sollten!

Der weiße Hautkrebs (Basaliom) ist in der Tat der häufigste bösartige Tumor des Menschen und entsteht durch langfristige übermäßige Sonnenexposition bestimmter Hautstellen, z. B. im Gesicht. Allerdings tritt er in der Regel erst in höherem Alter auf, wächst sehr langsam und metastasiert praktisch nie. Er lässt sich darüber hinaus gut behandeln (also operativ entfernen). Daher sterben auch nur 0,5 Prozent der Betroffenen an diesem Tumor.

Der sehr bösartige schwarze Hautkrebs (malignes Melanom) verhält sich genau umgekehrt: Er tritt viel seltener auf als der weiße Hautkrebs, metastasiert dafür jedoch sehr rasch und führt in einem hohen Prozentsatz zum Tode.

Als Ursache für den schwarzen Hautkrebs werden mehrere Faktoren diskutiert: mehrfacher Sonnenbrand besonders in der frühen Kindheit; intensive Sonnenexposition unter Sonnenschutzmitteln, die nur vor UV-B-Strahlen schützten; eine erbliche Belastung, insbesondere bei Menschen mit vielen Muttermalen (Nävi), und letztendlich auch der Hauttyp (reduzierte Pigmentbildung bei Menschen mit sehr heller Haut, Sommersprossen und roten Haaren).

Diese verschiedenen Ursachen erklären, warum bösartige Melanome auch bei Menschen auftreten, die sich nicht sonnen, und an Körperstellen, die der Sonne gar nicht ausgesetzt sind. So ermittelten die beiden schon erwähnten Forscher Garland im Rahmen ihrer Untersuchungen von Angehörigen der amerikanischen Kriegsmarine, dass Soldaten, die auf dem Deck von Flugzeugträgern arbeiteten, ein geringeres Melanomrisiko hatten als diejenigen, die unter Deck ihren Dienst versahen. Ähnliches wurde kürzlich von einer anderen Forschergruppe aus Amerika berichtet. Demnach entwickeln Büroarbeiter häufiger einen schwarzen Hautkrebs als Arbeiter im Freien. Alle diese Risikofaktoren gelten natürlich nicht nur für unsere gute alte Sonne, sondern auch für alle künstlichen UV-Strahlenquellen.

Künstliche Sonnen (Solarien) können daher zwar eine mögliche Ersatzrolle für den Ausgleich des Defizits in der Sonnennutzung spielen. Aber dies nur, wenn seitens der Hersteller ein Maximum an Anwendungssicherheit garantiert wird. Die Verwendung von Hautsensoren zur Steuerung der Nutzungsdauer der Kunstsonne ist ein Schritt in diese Richtung. Ferner muss durch eine entsprechende Auswahl der eingesetzten Leuchtkörper sichergestellt sein, dass das verwendete UV-Spektrum nicht nur bräunt, sondern auch die benötigten Mengen des Sonnenhormons produziert.

Wir möchten daher nochmals an die bekannte Weisheit von Paracelsus erinnern, einem Altmeister der Medizin:

»Allein die Dosis macht das Gift!«

Die Haut verhält sich somit nicht anders als die übrigen Organe des Körpers. Wird sie mäßig, aber regelmäßig durch UV-Strahlung »belastet« und damit trainiert, reagiert sie darauf nicht nur mit der bereits erwähnten Bildung von schützendem Vitamin D, sondern in aller Regel auch mit einer vermehrten und ebenfalls schützenden Pigmentbildung – genauso wie häufiger belastete Muskulatur mit gesteigerter Muskelbildung oder ein trainiertes Gehirn mit vermehrten Nervenzellverknüpfungen reagiert. Hingegen führen kurzfristige Überbelastungen in allen Organsystemen zu Schäden – nicht nur in der Haut.

Wie bereits im Kapitel »Das weltweite Vorkommen von Krebserkrankungen in Abhängigkeit vom Wohnort der Menschen« beschrieben, nimmt die Häufigkeit bösartiger Tumore mit steigender Sonnenintensität in Richtung Äquator nicht zu, sondern ab! Dies gilt auch für die Hauttumore!

Wäre die Sonne also ein Dämon, so hätte sie die Menschheit längst mit ihren gefährlichen Strahlen ausgerottet! Im Gegenteil: Wer seine Haut ohne Verursachung eines Sonnenbrands der Sonne aussetzt, hat gute Chancen, seine Gesundheit durch die vielfältigen positiven Effekte des entstehenden Sonnenhormons zu fördern.

Diese Auffassung wird durch die Ergebnisse der großen schwedischen Melanom-Studie nochmals unterstrichen, die im Jahr 2014 von PG Lindqvist publiziert wurde. Sie berichtet über knapp 30 000 schwedische Frauen, deren Sterblichkeit innerhalb von 20 Jahren mit den Gewohnheiten der Sonnenexposition verglichen wurde. Wie der Name sagt, erwartete man eine deutlich gesteigerte Sterblichkeit durch die Melanom-Bildung infolge der Sonnenexposition. Doch genau das Gegenteil war der Fall: Diejenigen Frauen, die die Sonne mieden, hatten eine doppelt so große Sterblichkeit wie diejenigen, die sich gern in der Sonne aufhielten.

Entsprechend ergab auch eine erste Auswertung des von großem Medienaufwand begleiteten Melanom-Screenings im Jahr 2015 keinen ersichtlichen Nutzen. Viel Lärm um nichts!

Auf welchen Wegen wir zu der benötigten Menge des Sonnenhormons kommen, werden wir im Kapitel »Und woher bekomme ich nun genügend Vitamin D?« beschreiben. Im nächsten Kapitel zeigen wir eine Übersicht über die Bedeutung des Sonnenhormons bei einer Vielzahl von weiteren bösartigen Tumoren.

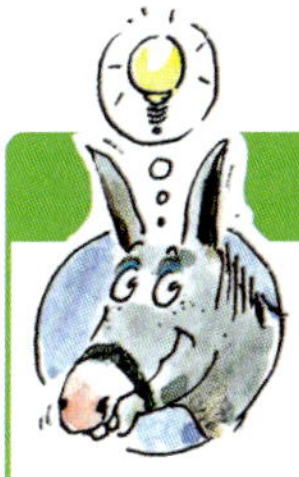

Was unser Eselchen in diesem Kapitel lernen konnte:

Die Haut ist keine schutzbedürftige Hülle des Körpers, sondern ein belastbares Organ mit lebenswichtigen Funktionen. Eine dieser Aufgaben ist die Bildung von Vitamin D mithilfe der UV-Strahlung der Sonne. Vernachlässigen wir diese Funktion, werden wir krank. Eine übermäßige Sonnenbestrahlung kann jedoch insbesondere zu weißem Hautkrebs führen. Es kommt somit – wie immer im Leben – auf die Dosis an!

Die Bedeutung des Sonnenhormons bei anderen bösartigen Tumoren

Die Darstellung aller Tumorarten, die Vitamin-D-sensibel sind, würde den Rahmen dieses Buches sprengen. Sozusagen als Abschluss sollen jedoch drei Arbeiten vorgestellt werden, die wesentliche Zusatzinformationen beinhalten und die Eindrücke der Einzelstudien abrunden. Unter der Federführung des bereits erwähnten Edward Giovannucci hat eine Arbeitsgruppe im Jahr 2006 den Einfluss des Vitamin-D-Spiegels auf die Häufigkeit und das Todesfallrisiko verschiedenster Karzinome zusammengestellt. Dabei wurden zusätzlich zum Vitamin-D-Spiegel im Blut folgende Variablen berücksichtigt: Vitamin D in der Nahrung und in Nahrungsergänzungsmitteln, Hautpigmentierung, Übergewicht, Breitengrad des Wohnortes und Freizeitaktivitäten zur Abschätzung der Sonnenexposition.

Basis der Untersuchung waren 1095 Männer der »Physicians Health Study«, deren ermittelte Daten hochgerechnet wurden für die 47 800 Teilnehmer an der gesamten Studie. Diese Informationen wurden sodann in Bezug gesetzt zu 4286 neuen Karzinomfällen sowie 2025 Todesfällen durch Krebserkrankungen, die zwischen den Jahren 1986 und 2000 im Rahmen der Studie registriert wurden.

Als Endergebnis dieser ungeheuren Datenflut konnte festgestellt werden, dass eine Erhöhung von Vitamin D um 25 nmol/l im Blutserum zu einer Reduktion der Häufigkeit aller Karzinome um 17 Prozent und der Sterblichkeit an diesen Karzinomen um 29 Prozent führt.

Aus der Vielfalt dieser Daten soll hier nur eine Abbildung wiedergegeben werden, die die unterschiedliche Abhängigkeit vom Vitamin-D-Spiegel für die verschiedenen Karzinome sehr anschaulich darstellt (**Abbildung 27**).

Bei den drei »Ausreißern« oben rechts lässt sich das rechnerisch vermehrte Risiko dahin gehend erklären, dass die Ergebnisse der verwendeten Studien hier sehr widersprüchlich waren. Daraus wiederum folgte, dass die berechneten Resultate zum Teil auch nicht

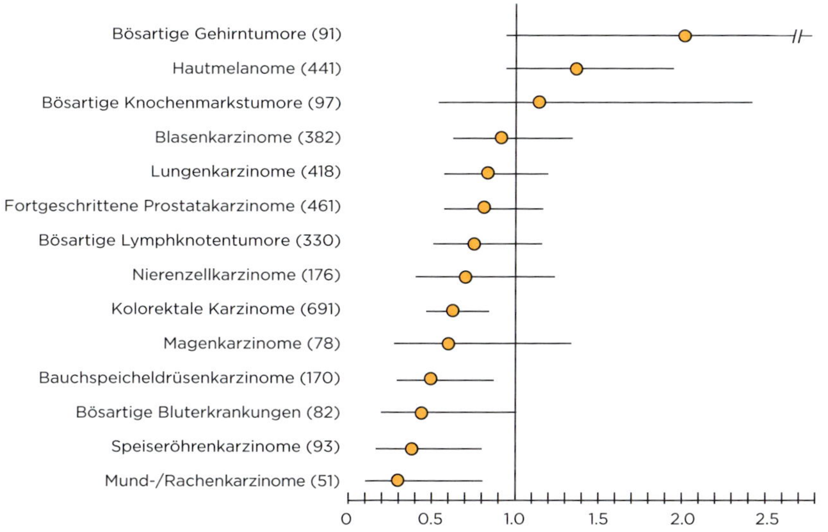

Abb. 27: Übersicht über die Änderung des Risikos bei verschiedenen bösartigen Tumoren durch die (rechnerische) Anhebung des Vitamin-D-Spiegels um 25 nmol/l in der »Health Professional Study« von 1986 bis 2000. Die Zahlen in Klammern geben die Anzahl der aufgetretenen Tumore an. (Modifiziert nach Giovannucci, E. et al. in: Journal of the National Cancer Institute 2006; 98:451)

ausreichend statistisch belegt werden konnten. Alle anderen Tumorarten zeigen hingegen einen mehr oder minder deutlich schützenden Einfluss von Vitamin D.

Auffällig hoch ist der positive Einfluss bei den Tumoren des Verdauungstraktes. Eine Erklärung könnte sein, dass die Schleimhäute eine besonders hohe Vermehrungsrate der Zellen aufweisen. Jede Zellteilung beinhaltet jedoch das Risiko eines »Unfalls« bei diesem Vorgang mit dem Risiko der Entstehung einer entarteten Zelle. Genau an dieser Stelle setzt unter anderem jedoch die am Anfang des Buches erläuterte schützende Wirkung von Vitamin D an.

Eine weitere, Anfang 2008 von der Arbeitsgruppe um Professor Harald Dobnig publizierte Ludwigshafener Risikostudie mit Daten von deutschen Patienten unterstützt die Ergebnisse in der zuvor genannten Übersicht. Dabei befasste sich diese Studie eigentlich gar nicht mit Krebs-, sondern mit kardiologischen Erkrankungen. 3229 Patienten wurden nicht nur wegen ihrer Herzerkrankung angiografiert, sondern auch sorgfältig unter den verschiedensten Aspekten untersucht und im weiteren Verlauf etwa siebeneinhalb Jahre lang beobachtet.

In diesem Zeitraum verstarben 95 Patienten an einem Karzinom. Dabei zeigte die Patientengruppe mit den höchsten Vitamin-D-Werten im Blut eine Risikoreduktion von 55 Prozent gegenüber der Gruppe mit den niedrigsten Werten. Bei einem (rechnerischen) Anstieg des Vitamin-D-Spiegels im Serum um 25 nmol/l ergab sich eine Risikoreduktion von 34 Prozent, an einem Karzinom zu versterben.

Die Ergebnisse dieser Studie bieten zudem eine ausgezeichnete Basis, über das zunehmend diskutierte Phänomen der Komorbiditäten, also das gleichzeitige oder kurz aufeinanderfolgende Auftreten einer weiteren chronischen Erkrankung, nachzudenken. Wir werden in einem späteren Kapitel (»Das Defizitsyndrom«) auf diesen Aspekt noch näher eingehen.

Einmalig sind bisher die Daten der Arbeitsgruppe von Dr. Joan M. Lappe, die ebenfalls 2007 veröffentlicht wurden. Hierbei handelt es sich nicht um die nachträgliche Auswertung bereits vorhandener Ergebnisse, sondern um eine prospektive, evidenzbasierte Studie. Solche Untersuchungen werden unter festen, allgemein verbindlichen Vorgaben geplant und durchgeführt. Dazu gehören nicht nur festgelegte Endziele der Studie, sondern auch eine aufwendige detaillierte Durchführung nach bestimmten Kriterien, um als »evidenzbasiert« gelten zu können. Da ist zunächst die Forderung nach »Randomisierung«: die zufällige Zuordnung der Patienten zu einer bestimmten Untersuchungsgruppe.

»Placebo-kontrolliert« bedeutet, dass entweder der zu testende Wirkstoff oder ein wirkungsloses Scheinpräparat von je einer Probandengruppe eingenommen wird. »Doppelblind« besagt: Weder die Patienten noch die Kontrollgruppe noch die Untersucher wissen, wer das Testpräparat einnimmt. Erst am Ende der Studie werden die zuvor verschlossenen Unterlagen zur Auswertung herangezogen.

Mit diesem aufwendigen Verfahren wird ein Höchstmaß an Objektivität erreicht und eine gewollte oder ungewollte Einflussnahme der Untersucher auf das Ergebnis vermieden.

Mit der Untersuchung von Lappe liegt nunmehr eine solch hochkarätige Therapiestudie zum Einsatz von Vitamin D und seiner Wirkung auf die Tumorentstehung über vier Jahre hinweg vor. Allerdings muss fairerweise gesagt werden, dass die Studie nicht das primäre Ziel hatte, in Bezug auf Krebsentstehung zu untersuchen; Schwerpunkt war die Behandlung der Osteoporose mit Kalzium und Vitamin D. Das Tumorrisiko wurde lediglich als zusätzlicher Endpunkt erfasst – zum Glück!

Die Auswertung ergab, dass das allgemeine Tumorrisiko in der mit 1100 IE Vitamin D behandelten Gruppe signifikant niedriger lag als in der Kontrollgruppe. Das relative Risiko, unter dieser Vitamin-D-Zufuhr einen bösartigen Tumor zu entwickeln, betrug nur noch 40 Prozent.

Bereits diese Aussage ist sehr beachtlich! Wurden jedoch diejenigen bösartigen Tumore ausgeschlossen, die bereits im ersten Jahr auftraten und damit vermutlich bereits zu Beginn der Behandlung vorhanden gewesen waren, ergab sich eine echte Sensation: Das relative Risiko sank um 77 Prozent! Die Kombination mit Kalzium zeigte dabei keine bessere Wirkung als Vitamin D allein.

Die außerordentliche Wirkung erklären die Autoren durch die relativ hohe Dosierung des Vitamin-D-Präparates mit 1100 IE täglich, während die meisten der bislang publizierten (und zum Teil negativen) Studien nur mit 400 bis 600 IE täglich durchgeführt wurden. Diese Auffassung wurde in mehreren später erschienenen Veröffentlichungen von anderen Autoren bestätigt und gilt heute als allgemein anerkannt.

Auch dieses Kapitel möchten wir abschließen mit einer neuen Untersuchung aus dem Jahr 2023, die nicht nur die bereits gelisteten epidemiologischen Untersuchungsergebnisse bestätigt, sondern über die Wirksamkeit einer Vitamin-D-Supplementation auf die Krebssterblichkeit berichtet. Sie stammt aus einer der führenden onkologischen Forschungsinstitutionen in Deutschland, dem Deutschen Krebsforschungszentrum (DKFZ). Von dort kam auch bereits viele Jahre zuvor der Bericht über die erstaunliche Bedeutung von Vitamin D bei der Entstehung der bösartigen Brusttumore bei

Frauen, den wir in dem entsprechenden Kapitel vorgestellt haben. Diese aktuelle Metaanalyse mit über 100 000 Patienten aus 14 klassischen evidenzbasierten Studien gab zunächst keinen signifikanten Unterschied zwischen den Personen, die Vitamin D supplementierten, und denjenigen, die kein Vitamin D zuführten. Wurden hingegen nur diejenigen Studienteilnehmer ausgewählt, die täglich Vitamin D einnahmen, ergab sich eine signifikante Verringerung der Krebssterblichkeit um 12 Prozent! Wir werden in einem der nachfolgenden Kapitel (»Und woher bekomme ich nun genügend Vitamin D?«) auf diesen wichtigen Aspekt bei der Supplementation mit Vitamin D eingehen.

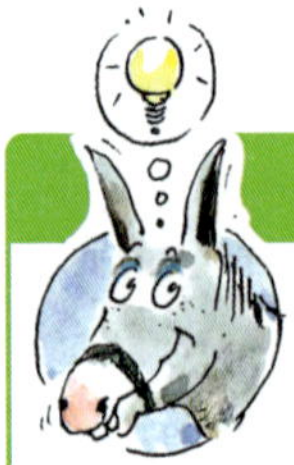

Was unser Eselchen in diesem Kapitel lernen konnte:

Eine Vielzahl weiterer bösartiger Tumore zeigt einen positiven, jedoch zum Teil noch nicht ausreichend dokumentierten Einfluss von Vitamin D. Die Tumore folgender Organe sind sensibel für das Sonnenhormon: Blase, Lunge, Magen, Niere, Bauchspeicheldrüse und Speiseröhre. Das Gleiche gilt auch für mehrere Blutkrebse. Mithilfe eines normalen Vitamin-D-Spiegels (> 30 ng/ml) lässt sich somit das Risiko, an einem bösartigen Tumor zu erkranken und zu versterben, deutlich absenken.

Auch Metastasen mögen keinen Sonnenschein!

Für die Tumornachsorge gilt genau wie für die Tumorentstehung, dass Vorsorge besser als Heilen ist. Die Nachsorge darf sich jedoch nicht darauf beschränken, ängstlich mit mehr oder weniger großem technischem Aufwand zu überwachen, ob und wann sich eine Metastase oder ein lokales Tumorrezidiv zeigt, um dann »möglichst früh« therapeutisch tätig zu werden.

Alle Kriterien, die wir bei der Entstehung chronischer Krankheiten im Allgemeinen und den bösartigen Tumoren im Besonderen beschrieben haben, gelten in gleicher Weise auch für die Entwicklung und das Wachstum von Metastasen und Lokalrezidiven.

Je besser wir also den Körper mit dem versorgen, was er für den Zellstoffwechsel und die Steuerung seiner Funktionen benötigt, umso besser funktioniert sein eigenes Abwehrsystem – auch gegen noch vorhandene Tumorzellen. Zu den benötigten Faktoren zählen die Mikronährstoffe aus Obst und Gemüse genauso wie eine regelmäßige körperliche Aktivität und andere mehr, auf die wir in einem späteren Kapitel noch näher eingehen werden.

Aber auch an dieser Stelle, das heißt in der Tumornachsorge, kommt dem Vitamin D eine besondere Funktion zu.

Ein eindrucksvolles Beispiel liefern die bösartigen Tumore der Brustdrüse. Hier berichtete Professor Pamela Goodwin aus Toronto im Sommer 2009 von einer Verbesserung der Überlebensrate und einer Absenkung der Häufigkeit von Metastasen, wenn die Patientinnen in der Nachsorge über einen ausreichenden Vitamin-D-Spiegel verfügten:

512 Frauen wurden zehn Jahre lang nach ihrer Operation wegen eines bösartigen Brusttumors nachuntersucht. Nur 24 Prozent wiesen am Anfang der Studie zur Überprüfung der Aussagefähigkeit des Vitamin-D-Spiegels für den weiteren Verlauf des Tumorgeschehens einen ausreichenden Sonnenhormon-Anteil im Serum auf. In den Jahren nach der Operation führte ein zu geringer Vitamin-D-Spiegel im

Vergleich zu einem ausreichenden Spiegel zu einer Steigerung des Risikos für eine Metastasierung um 94 Prozent und für einen vorzeitigen Tod um 73 Prozent! Zwischenzeitlich wurden die Ergebnisse von Professor Goodwin von mehreren Arbeitsgruppen bestätigt.

Zu ähnlichen Ergebnissen kommt eine Untersuchung der Arbeitsgruppe von Edward Giovannucci aus Boston bei bösartigen Darmtumoren, die wir in dem entsprechenden Kapitel bereits erwähnt haben. Hier wollen wir sie jedoch im Zusammenhang mit der Tumornachsorge genauer anschauen. Dabei wurden 304 Patienten im Mittelwert 15 Jahre lang nach der Operation beobachtet.

Die Einteilung in zwei Gruppen erfolgte nach der Höhe des Vitamin-D-Spiegels zum Zeitpunkt der Operation. In der Gruppe mit den höheren Vitamin-D-Spiegeln verringerte sich die Gesamtsterblichkeit um die Hälfte, die tumorbedingte Sterblichkeit um fast 40 Prozent!

Mehrere Studien aus Norwegen wiesen bei anderen Tumorarten (der Prostata, der Lunge und bei Hodgkin-Lymphomen) darauf hin, dass die Krankheitsverläufe nach einer Operation im Sommer (also bei höheren Vitamin-D-Spiegeln im Körper) regelmäßig und deutlich günstiger waren als nach einer Operation im Winter (mit niedrigeren Vitamin-D-Spiegeln).

Nach Untersuchungen aus dem melanomgeplagten Australien profitieren sogar Menschen mit einem schwarzen Hautkrebs von Vitamin D. So zeigen Patienten mit hohen Spiegeln des Sonnenhormons im Blut ein günstigeres Stadium der bösartigen Tumore zum Zeitpunkt der Operation und ein langsameres Fortschreiten der Erkrankung danach.

Aus all diesen Berichten können wir ableiten, dass es sinnvoll ist, auch in der Tumornachsorge den Vitamin-D-Spiegel ständig hochzuhalten (etwa 60–80 ng/ml). So reduziert sich die Möglichkeit für eventuell im Körper noch vorhandene Krebszellen, weiterzuwachsen und sich auszubreiten.

Dank der im nächsten Kapitel noch zu besprechenden vielfältigen Wirkungen des Sonnenhormons profitiert der Körper verständlicherweise von einer verbesserten Versorgung mit Vitamin D nicht nur in Bezug auf das Tumorgeschehen selbst, sondern auch auf zahlreiche andere Aspekte – darunter auch solche, die mehr oder minder direkt mit dem Tumorgeschehen (oder seiner Therapie) verbunden sind.

Hier ist zum einen die große Gruppe der sogenannten Begleiterkrankungen zu nennen, bei denen die Schulmedizin häufig noch nach dem Zusammenhang sucht. Bei einer ganzheitlichen Betrachtungsweise erklären sich diese Begleiterkrankungen jedoch ganz einfach als Folge der insgesamt schlechten Verfassung des Körpers. Diese führt letztendlich nicht nur zur Krebsentstehung, sondern auch zur Ausbildung weiterer chronischer Erkrankungen.

Die Liste solcher Begleiterkrankungen reicht von der Osteoporose über Herz-Kreislauf-Erkrankungen bis hin zu psychischen Veränderungen. Letztere werden häufig einseitig als Folge der geistigen Auseinandersetzung der Betroffenen mit der Krebserkrankung gesehen.

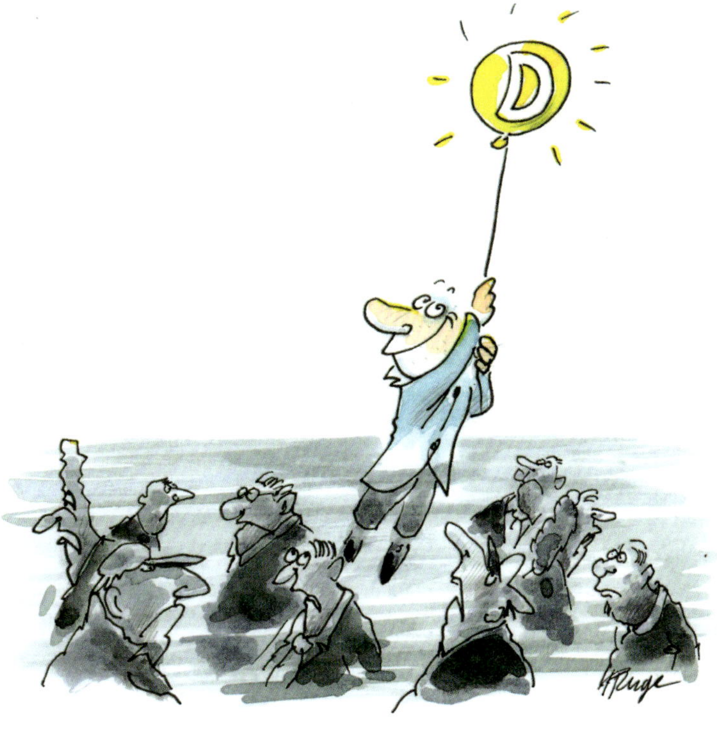

Abb. 28: Vitamin D als Stimmungsaufheller bei Depression.

Doch auch hier sind wir der Auffassung, dass es wieder die Defizite in der Versorgung des Körpers sind (in diesem Fall des Gehirns und unter anderem mit Vitamin D), die dann solche psychischen Symptome zur Folge haben.

Glücklicherweise gibt es seit Kurzem zunehmend wissenschaftliche Veröffentlichungen, die die Richtigkeit unserer These bestätigen. Dabei beschränkt sich der Wirkungsnachweis von Vitamin D nicht nur auf das ursprüngliche Krebsgeschehen. Vielmehr kann das Sonnenhormon auch bei Nebenwirkungen im Rahmen einer klassischen Krebstherapie (z. B. mit Aromatasehemmern) dem Körper helfen, mit diesen Begleiterscheinungen fertigzuwerden.

So berichtete eine Gruppe von amerikanischen Wissenschaftlern bereits im Jahr 2010, dass sich bei Patientinnen mit Brustkrebs, die mit dem Aromatasehemmer Letrozole behandelt wurden, die damit einhergehenden Gelenkschmerzen sowie psychische Beeinträchtigungen durch die Normalisierung der Vitamin-D-Spiegel positiv beeinflusst wurden. Inzwischen liegt eine Vielzahl von Berichten über die Schutzfunktion von Vitamin D in Zusammenhang mit verschiedenen Chemotherapeutika im Rahmen der Krebsbehandlung vor.

Erwartungsgemäß beschränkt sich diese positive Wirkung von Vitamin D nicht nur auf die Behandlung von Patienten mit Krebs, sondern ist auch bei Menschen mit anderen schweren Erkrankungen nachweisbar. So berichteten im März 2010 spanische Wissenschaftler über eine deutliche Besserung der psychischen Beschwerden durch die Gabe von Vitamin D bei Patienten mit einer nicht heilbaren Hauterkrankung (LE = Lupus erythematodes).

Konsequenterweise forderte eine Gruppe von amerikanischen Wissenschaftlern zum Zeitpunkt der Fertigstellung dieses Manuskripts im Juni 2010 die Gabe von Vitamin D für alle Patienten mit einer chronischen Erkrankung, die gleichzeitig psychische Symptome aufweisen.

Wie wir zu Eingang dieses Kapitels bereits erwähnt haben und im Kapitel »Das Defizitsyndrom« ausführlicher darlegen werden, sollte dieses vorbeugende Vitamin-D-Konzept von weiteren Präventionsmaßnahmen (körperliche Aktivität im Freien, gesunde Ernährung und andere) begleitet werden, da sie sich in ihrer Wirkung gegenseitig unterstützen.

So wie sich die negativen Effekte der einzelnen Risiken für die Tumorentstehung multiplizieren, gilt dies auch für die positiven Effekte der Präventionsmaßnahmen! Sie haben zwar alle das gleiche Ziel – die Tumorzellen am Wachstum und an der Ausbreitung zu hindern –, tun dies aber auf verschiedenen Wegen. Daher ist auch in der Tumornachsorge ein multimodales Konzept mit der Kombination von mehreren Präventionsmaßnahmen angezeigt, um den gewünschten Effekt zu optimieren.

Wir möchten an dieser Stelle den zweiten Teil des Buches über die Wirkung von Vitamin D auf das Tumorgeschehen wie folgt zusammenfassen:

In allen Versuchslaboren der großen Pharmafirmen dieser Welt wird sich wohl auch zukünftig kaum ein Präparat finden, das nur annähernd die positiven Eigenschaften von Vitamin D in Bezug auf Tumorentstehung und -ausbreitung aufweist. Und dies noch dazu nebenwirkungsfrei und preiswert verfügbar!

Von den übrigen positiven Eigenschaften des Sonnenhormons, über die wir anschließend noch berichten werden, ganz zu schweigen! Sie stellen einen willkommenen Zusatzeffekt dar für jeden, der seinen Vitamin-D-Spiegel in der Tumornachsorge im doppelten Sinn des Wortes hochhält! Dieses Statement wird durch die ergänzenden Berichte in dieser Neuauflage noch einmal unterstrichen.

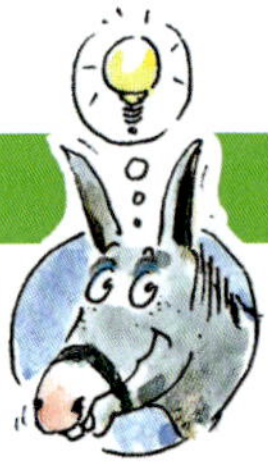

Was unser Eselchen in diesem Kapitel lernen konnte:

Auch in der Tumornachsorge kommt einem guten Vitamin-D-Spiegel eine besondere Bedeutung zu!
Dabei verringert solch ein Vitamin-D-Spiegel (60 bis 80 ng/ml) nicht nur das Risiko für Metastasen, Lokalrezidive und eine erhöhte Sterblichkeit, sondern wirkt auch positiv auf typische Beschwerden wie die Depression, die im Rahmen des Tumorgeschehens gehäuft auftritt. Ferner werden Nebenwirkungen der Chemotherapie abgemildert und Begleiterkrankungen wie Osteoporose, Herz-Kreislauf- sowie andere Erkrankungen positiv beeinflusst oder sogar verhindert.

TEIL III

VITAMIN D – SCHLÜSSEL ZUR PRÄVENTION

Das Sonnenhormon ist wichtig für den gesamten Körper

Aufgrund der vorliegenden Fakten lässt sich feststellen, dass sich in allen Versuchslaboren der großen Pharmafirmen dieser Welt wohl auch zukünftig kaum ein Präparat finden wird, das auch nur annähernd die Eigenschaften von Vitamin D in Bezug auf die Tumorentstehung und -ausbreitung aufweist. Noch dazu nebenwirkungsfrei und praktisch kostenlos verfügbar! Von den zusätzlichen positiven Eigenschaften des Sonnenhormons bei weiteren chronischen Erkrankungen ganz zu schweigen!

In diesem Kapitel möchten wir daher zeigen, dass Vitamin D eine noch viel weitreichendere Bedeutung für unsere Gesundheit hat, als die bisher vorgestellten Berichte vermuten lassen. Mit dem bereits am Anfang unseres Buches beschriebenen Nachweis von Vitamin-D-Rezeptoren in nahezu allen Zellen wird deutlich, dass dieses Hormon eine Wirkung auf zahlreiche zusätzliche Funktionen unseres Körpers hat.

Eine ausführliche Darstellung all dieser wichtigen Punkte findet sich in dem Buch »Vitamin D – immer wenn es um Leben und Tod geht«, das Autor Jörg Spitz bereits im Jahr 2022 in zweiter Auflage herausgegeben hat. Die Lektüre können wir jedem Interessierten nur empfehlen!

Aber auch für die Leser des vorliegenden Buches, die primär am Tumorgeschehen interessiert sind, ist es wichtig, über die zusätzlichen Eigenschaften des Sonnenhormons einen Überblick zu bekommen. Nur so können sie das gesamte Ausmaß der Bedeutung von Vitamin D für ihre Gesundheit erkennen.

Gleichzeitig dient die Vorstellung der allgemeinen Aspekte von Vitamin D an dieser Stelle der Vorbereitung der nachfolgenden Kapitel, in denen wir die Bedeutung weiterer wichtiger Faktoren des Lebensstils für das Tumorgeschehen besprechen wollen. Das Stichwort dazu lautet »ganzheitliche Gesundheitsvorsorge« oder »Spitzen-Gesundheit«, deren Grundlagen von Jörg Spitz in den letzten Jahren erarbeitet wurden.

Doch zunächst zu den zusätzlichen positiven Aspekten von Vitamin D. Im Bereich der Herz-Kreislauf-Erkrankungen, die bekanntlich die führende Todesursache in allen Industrieländern, aber zunehmend auch in den sogenannten Schwellenländern sind, wurden folgende Eigenschaften nachgewiesen:

Ein ausreichender Vitamin-D-Spiegel senkt den Blutdruck (siehe **Abbildung 29**), verbessert die Funktion der Skelettmuskulatur, verringert das Risiko für Herzinfarkt und die Sterblichkeit nach einem Infarkt sowie das Risiko für die Zuckerkrankheit (Typ-1 und Typ-2-Diabetes). So berichtet im Jahr 2016 die amerikanische Laienorganisation »Grassrootshealth«, deren Mitglieder konsequent ihren

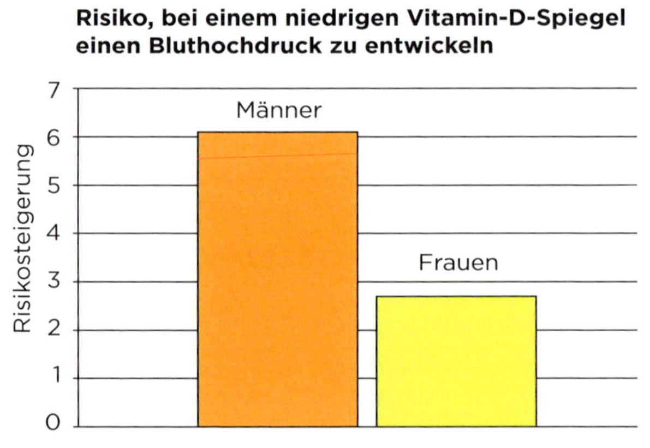

Abb. 29: Darstellung des Risikos, einen Bluthochdruck zu entwickeln, in Abhängigkeit von einem Vitamin-D-Spiegel < 15 ng/ml gegenüber > 30 ng/ml. Für Männer steigt das Risiko für einen Bluthochdruck um den Faktor 6, bei Frauen um den Faktor 2,6. (Zahlen aus Forman, D. et al. in: Hypertension 2007; 49:1063)

Vitamin-D-Spiegel durch die Einnahme von Vitamin-D-Präparaten im Normalbereich halten, dass in ihren Reihen die Häufigkeit des Typ-2-Diabetes um 60 Prozent niedriger liegt als in der übrigen Bevölkerung. Angesichts von Millionen von Diabetikern sowohl in Amerika als auch in Deutschland ist dies eine beachtliche Perspektive.

Wohl im Zusammenhang mit der Verbesserung der Situation bei den Diabetespatienten stehen auch die Berichte über eine positive Wirkung von Vitamin D zur Verhinderung der nicht alkoholbedingten Leberverfettung (NAFLD). Dieses gerade erst entdeckte Krankheitsbild, von dem andererseits im Rahmen des Übergewichtes wahrscheinlich fast die Hälfte der deutschen Bevölkerung betroffen ist, führt unbehandelt zu Leberzirrhose und Leberkrebs. Ähnlich wie wir es bei den Krebserkrankungen beschrieben haben, wirkt sich laut einem Bericht aus dem Jahr 2015 ein regelrechter Vitamin-D-Spiegel in allen Stadien dieser Lebererkrankung positiv aus.

Als Beispiel für die positiven Effekte des Sonnenhormons bei den zahlreichen Gefäßerkrankungen (Arteriosklerose) möchten wir die Verhinderung der peripheren Verschlusserkrankung (Schaufensterkrankheit) anführen. Im Mittel kommt es bei all diesen Erkrankungen zu einer Erniedrigung des jeweiligen Risikos um etwa 50 Prozent, wenn ein Vitamin-D-Spiegel > 30 ng/ml vorliegt!

Ferner hat Vitamin D eine ausgeprägte Schutzfunktion für die Nervenzellen des Gehirns. Der positive Einfluss wird für folgende Krankheitsbilder beschrieben: Multiple Sklerose (siehe **Abbildung 30**), Schizophrenie und Depression. Für die Multiple Sklerose liegen bereits erfolgreiche Therapieberichte mit Vitamin D vor. Für andere Erkrankungen wie Morbus Parkinson und die Alzheimer-Demenz wurde zwischenzeitlich ebenfalls über positive Erfahrungen berichtet.

An dieser Stelle fanden sich in den vorangehenden Ausgaben auch einige kurz gefasste Hinweise auf die Bedeutung von Vitamin D für das Immunsystem. Die Erfahrungen im Rahmen der Corona-Pandemie haben jedoch diesem Thema zu einer neuen Dimension verholfen. Wir fügen daher ein zusätzliches Kapitel zu diesem weltweiten, folgenschweren »Event« hier im Buch ein.

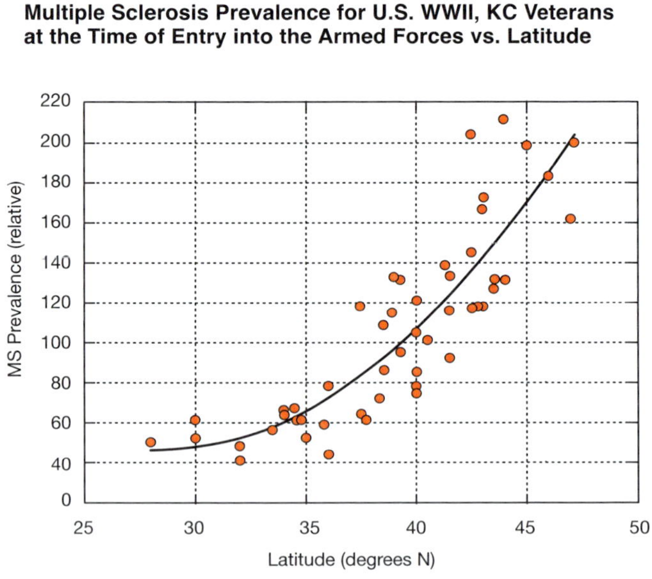

Abb. 30: Abhängigkeit der Entwicklung einer Nervenerkrankung (Multiple Sklerose) bei amerikanischen Rekruten in Abhängigkeit vom Breitengrad des Wohnortes. Bei diesem Beispiel sinkt die Wahrscheinlichkeit einer Erkrankung in den südlichen, sonnenreichen Bundesstaaten der USA auf 25 Prozent im Vergleich zu den nördlichen, sonnenärmeren Bundesstaaten. (Modifizierte Abbildung aus Acheson, E. D./Bachrach, C. A. in: American Journal of Hygiene 1960; 72:88)

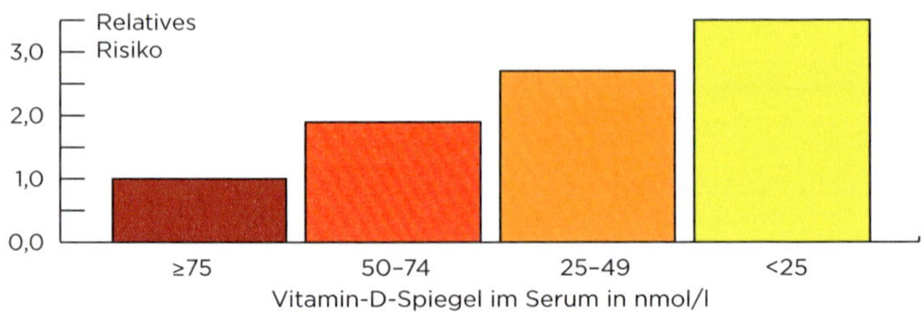

Abb. 31: Risiko für Personen über 65 Jahre, innerhalb der nächsten fünf Jahre in ein Altenheim eingewiesen zu werden, in Abhängigkeit vom Vitamin-D-Spiegel. Erläuterung siehe Text am Ende des Kapitels. (Zahlen aus Visser, M. in: American Journal of Clinical Nutrition 2006; 84:671)

Auch im Bereich des Skelettsystems, das lange Zeit als exklusiv für die Wirkung von Vitamin D angesehen wurde, haben sich neue Aspekte ergeben: Das Sonnenhormon stärkt nicht nur die Knochen – und das bereits im Mutterleib! –, sondern kräftigt vielmehr auch die Muskulatur (in jedem Alter!) und reduziert das Sturzrisiko und damit das Risiko für Frakturen, insbesondere bei älteren Personen. Dies wiederum erspart manch einem älteren Menschen, frühzeitig in ein Heim gehen zu müssen (siehe **Abbildung 31**). So berichtete das renommierte *American Journal of Clinical Nutrition* bereits im Jahr 2006, dass Personen mit einem niedrigen Vitamin-D-Spiegel von < 25 nmol/L ein dreifach höheres Risiko für eine Einweisung in ein Altersheim haben als Personen mit einem regelrechten Vitamin-D-Spiegel > 75 nmol/L.

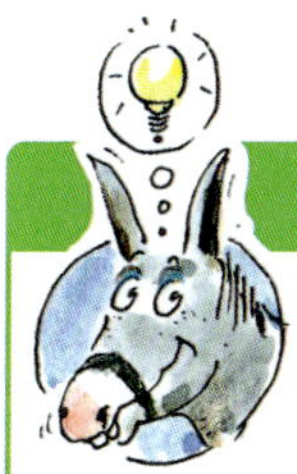

Was unser Eselchen in diesem Kapitel lernen konnte:

Die Eigenschaften von Vitamin D betreffen nicht nur die positive Wirkung auf bösartige Tumore, sondern auch auf die Entstehung zahlreicher anderer chronischer Erkrankungen. Dazu gehören die Verbesserung der Funktion von Herz- und Skelettmuskulatur sowie die Verringerung des Risikos für Zucker- und Gefäßerkrankungen einschließlich der von ihnen verursachten vorzeitigen Sterblichkeit. Zudem schützt Vitamin D vor vielen Nervenkrankheiten und beugt einem vorzeitigen Einzug ins Altersheim wegen Gebrechlichkeit vor.

Der positive Einfluss von Vitamin D auf das Immunsystem – auch und gerade während der Corona-Pandemie!

In diesem neuen Kapitel möchten wir die vielschichtige und entscheidende Wirkung von Vitamin D auf das angeborene und auch das erworbene Immunsystem hinweisen. Es hemmt überschießende und damit für den Körper schädliche Immunreaktionen (z. B. Allergien) und verhindert oder mäßigt dadurch Autoimmunerkrankungen des Darms (Colitis ulcerosa, Morbus Crohn) sowie Diabetes Typ 1 und Multiple Sklerose, die wir auch schon bei den Nervenerkrankungen erwähnt haben. **Tabelle 4** zeigt die zahlreichen Stellen, an denen Vitamin D auf die Immunzellen im Blut einwirkt.

Des Weiteren regt Vitamin D die Produktion von körpereigenen Antibiotika an (Defensine und antimikrobielle Proteine), mit denen eingedrungene Bakterien und Viren bekämpft werden: Dies betrifft sowohl »schwere« Infektionskrankheiten wie die Tuberkulose als auch »banale« virale Infekte der oberen Luftwege sowie die Anfallshäufigkeit bei Asthmatikern, die mit erheblichen Konsequenzen für den Alltag verbunden sind.

So berichteten bereits im Jahr 2010 japanische Forscher, dass sie bei Schulkindern mit der Gabe von Vitamin D die Häufigkeit von Grippeerkrankungen schon im ersten Jahr der Maßnahme um 60 Prozent senken konnten. Solche Zahlen sind mit keiner herkömmlichen Grippeimpfung zu erreichen – und auch nicht mit den neu entwickelten Impfstoffen.

Dies liegt zum einen an der vielseitigen Modulation des Immunsystems durch Vitamin D, die wir in **Tabelle 4** dargestellt haben.

Darüber hinaus fördert Vitamin D nicht nur wie eine Impfung die Bildung von Antikörpern gegen einen bestimmten Erreger, sondern produziert auch die schon erwähnten körpereigenen Antibiotika, gegen die die gesamte Armada der unterschiedlichsten Erreger bislang keine Resistenz entwickeln konnte. Ferner wirkt Vitamin D

Zellart	Botenstoff	Wirkung von Vitamin D
Makrophagen	Interleukin 12	↓
B-Zellen	Interleukin 2	↓
Plasmazellen	Interleukin 6	↓
Th-0 Lymphozyten	Immunglobulin	↓
Th-1 Lymphozyten	Prostaglandin E2	↑
Th-2 Lymphozyten	Interleukin 5	↑
Th-17 Lymphozyten	Interleukin 10	↑
unreife dendritische Zellen	Interleukin 4	↑
reife dendritische Zellen	TGF-β	↑

Tab. 4: Die Tabelle enthält einen Ausschnitt aus dem komplexen Immunsystem des Körpers. Aufgelistet sind verschiedene Immunzellen im Blut, die für die Abwehr von Eindringlingen (Bakterien, Viren) zuständig sind. Die Pfeile am Ende der Zeile markieren jeweils den Effekt, den Vitamin D auf die Ausschüttung der verschiedenen Botenstoffe dieser Zellen hat. Die Botenstoffe werden benötigt, damit die mit unterschiedlichen Aufgaben betrauten Zellen sich untereinander mithilfe dieser Substanzen verständigen können – vergleichbar mit Sprechfunkgeräten bei einem Polizeieinsatz. Fehlt das Sonnenhormon für die korrekte Funktion dieses komplizierten Systems, können sich die Eindringlinge unbemerkt und ungestört vermehren, den Körper überschwemmen und damit einen Infekt auslösen, der den Körper eine ganze Woche beschäftigt – und schwächt. So wie wir das z. B. von einer typischen Grippe her kennen. Ist genügend Vitamin D vorhanden, wird die Invasion im Keim erstickt (im wahrsten Sinn des Wortes!) und die Attacke innerhalb von 48 Stunden beendet. (Modifizierte Darstellung nach Arnson, Y. et al. in: Annals of Rheumat. Disease, 2007)

unmittelbar an der Eintrittspforte der Erreger in den Schleimhäuten, womit eine Ausbreitung der pathogenen Keime im Körper bereits im Ansatz verhindert wird. Dies ist die Basis einer wesentlich effizienteren Schutzfunktion als mit den durch die Impfung erzeugten Antikörpern, die erst im Blut auf die Erreger treffen.

All dies war bereits zu Beginn der Covid-19-Pandemie bekannt, wurde jedoch von den Mainstream-Medien ebenso wenig verbreitet wie die bald verfügbaren Erfahrungsberichte aus verschiedenen Ländern über die therapeutische Wirkung von Vitamin D bei rechtzeitiger Gabe nach einer Infektion mit dem Corona-Virus. Dieses »Desinteresse« galt auch für die von der medizinischen Klinik der Universität Heidelberg bereits im September 2020 publizierten

Erfahrungen zur Abhängigkeit des klinischen Verlaufs ihrer stationär aufgenommenen Covid-19-Patienten von dem gemessenen Vitamin-D-Spiegel: Lag dieser < 10 ng/ml, stieg das Risiko für die Mortalität der Betroffenen um den Faktor 15 an!

Leider erreichte diese in dem international renommierten Journal »Nutrients« publizierte Information genauso wenig die Öffentlichkeit in Deutschland wie die Publikation von Bill Grant über die »Mechanismen zur Verringerung des Risikos und der Folgen einer Covid-19-Infektion« im selben Blatt. In den deutschen Intensivstationen starben daher die Patienten mit einem niedrigen Vitamin-D-Spiegel weiterhin infolge ihres Zytokin-Sturmes, da Vitamin D dort während der gesamten Pandemie ebenfalls kein Thema war. Ursächlich beteiligt an diesem Effekt waren sicherlich auch die »Faktenfinder« in einigen Fernsehsendungen, die dort regelmäßig ohne irgendeine Angabe von wissenschaftlichen Quellen ihre Propaganda verbreiteten: »Sich darauf zu verlassen, dass die Aufnahme von Vitamin D vor einer Infektion mit Covid-19 schützt, ist in jedem Fall mehr als fahrlässig!«

Wie anders dies weltweit gesehen wird, zeigt eine Metaanalyse aus dem Jahr 2024, die über die deutlichen positiven Effekte einer gezielten Vitamin-D-Gabe bei hospitalisierten Covid-19-Fällen berichtet. Offensichtlich besteht der Interessenkonflikt in Sachen Vitamin D jedoch weiter, da eine seit der Pandemie existierende Internetplattform, auf der im Oktober 2024 bereits mehr als 122 Therapiestudien von über 1200 Wissenschaftlern mit rund 200 000 Patienten aus 36 Ländern veröffentlicht wurden, aktuell nicht mehr erreichbar ist …

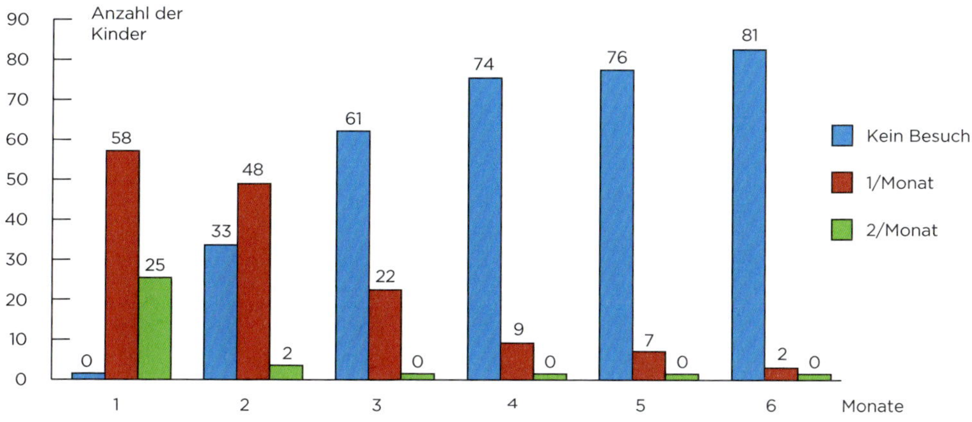

Abb. 32: Auswirkungen einer Vitamin-D-Supplementation bei Kindern mit Asthma auf die Frequenz der Vorstellung in der Notfallambulanz wegen einer akuten Verschlechterung ihres Zustandes. (Elango Krishnan et al.: International Journal of Research in Medical Sciences 2017)

Zum Abschluss dieses Kapitels zur Auswirkung von Vitamin D auf das Immunsystem möchten wir noch eine Studie aus Indien vorstellen, die 2017 publiziert wurde. Diese berichtet über rund hundert Kinder mit einer Asthma-Erkrankung. Diese mussten wegen einer akuten Verschlechterung der Erkrankungen infolge eines Infektes regelmäßig ein- oder zweimal im Monat in die Notaufnahme der nächstliegenden Klinik gebracht werden. Die versuchsweise Gabe von Vitamin D führte innerhalb eines halben Jahres dazu, dass lediglich noch zwei Kinder einmal im Monat in der Notaufnahme der Klinik erschienen. Welch ein Erfolg mit ein wenig Vitamin D!

Damit wollen wir es genug sein lassen, obwohl wir die Aufzählung der positiven Eigenschaften von Vitamin D für unser Immunsystem noch eine ganze Weile fortsetzen könnten. Dies gilt auch für das bedeutende Thema der Autoimmunerkrankungen wie Multiple Sklerose, Rheuma oder Psoriasis.

Und woher bekomme ich nun genügend Vitamin D?

In diesem Kapitel wollen wir uns damit beschäftigen, auf welche Weise wir unserem Körper die Menge an Sonnenhormon zukommen lassen können, die er benötigt, um gesund zu bleiben beziehungsweise im Falle einer Erkrankung zu werden. Grundsätzlich gibt es vier Möglichkeiten, sich ausreichend mit Vitamin D zu versorgen (siehe **Tabelle 5**).

Vitamin D – woher nehmen?

1. Mit der Nahrung
2. Mithilfe der Urkraft der Sonne
3. Mithilfe einer künstlichen Sonne (Solarium)
4. Mithilfe von künstlich hergestelltem Sonnenhormon

Tab. 5: Unterschiedliche Quellen für Vitamin D.

Beginnen wir mit der Nahrung. Dabei sollten wir uns daran erinnern, dass Vitamin D ein Hormon und eigentlich gar kein Vitamin ist. So fällt es uns leicht zu verstehen, dass es sehr schwierig ist, sich mithilfe der Nahrung ausreichend Vitamin D zu beschaffen (siehe **Tabelle 6**). Lediglich Lebertran enthält wirklich nennenswerte Mengen an Vitamin D. Aber auch von diesem konzentrierten Fischleberprodukt sind bereits drei bis vier Esslöffel täglich erforderlich, um die gesamte benötigte Menge an Vitamin D aufzunehmen. Keine wirklich attraktive Aussicht!

Hinzu kommen Stimmen, die vor einer zu reichlichen Zufuhr von Vitamin A durch den Lebertran warnen. Vitamin A ist im Körper nicht nur ein Gegenspieler von Vitamin D, sondern wirkt in größeren Mengen auch toxisch für den Menschen. Üblicherweise wird nur eine Vorstufe dieses Vitamins (β-Karotin) mit der pflanzlichen Nahrung aufgenommen und davon nur so viel in Vitamin A umgewandelt, wie der Körper gerade benötigt.

Doch zurück zu Vitamin D in Nahrungsmitteln. Natürlich enthalten Kaltwasserfische wie der Lachs ebenfalls Vitamin D. Wollten wir damit jedoch unseren Bedarf decken, müssten wir regelmäßig täglich zwei bis drei 100-Gramm-Portionen davon essen! Die meisten Menschen hingegen schaffen nicht einmal zwei Portionen Fisch in der Woche, um damit wenigstens genügend ebenfalls lebenswichtige Omega-3-Fettsäuren zu bekommen. Aber selbst mit den zwei bis drei Portionen von irgendeinem Fisch ist es nicht getan, da zahlreiche Fischsorten deutlich weniger Vitamin D enthalten als der Wildlachs.

Womit wir beim nächsten Stichwort sind: Wildlachs oder Zuchtlachs, das ist die Frage. Nun, der Zuchtlachs enthält durch die Art seiner Aufzucht nicht nur unnötige Mengen Omega-6-Fettsäuren, die Gegenspieler der selteneren Omega-3-Fettsäuren, sondern auch weniger Vitamin D!

Alles, was dann üblicherweise noch aufgezählt wird, wie Milch und Eier, kann man gleich vergessen, da die darin enthaltenen Mengen minimal sind. Als Beispiel mögen die Eier dienen, die pro 100 g lediglich 1,3 µg Vitamin D enthalten. Da müsste man dann schon mindestens 50 Eier pro Tag essen, um sich einigermaßen mit dem Sonnenhormon zu versorgen.

Nahrungsmittel	Vitamin-D-Gehalt
Lebertran	1280 IE
Lachs	624 IE
Sardine	440 IE
Thunfisch	236 IE
Orangensaft (angereichert)	57 IE
Eier	52 IE
Rinderleber	46 IE
Schweizer Käse	20 IE
Cheeseburger	12 IE

Tab. 6: Vitamin-D-Gehalt in verschiedenen Nahrungsmitteln (jeweils als internationale Einheiten IE bezogen auf 100 g).

Bei den immer wieder genannten Pilzen ist anzumerken, dass Pflanzen und Pilze in der Regel kein Vitamin D bilden (Cholecalciferol), sondern eine andere Vorstufe (Ergocalciferol), die dann jedoch ebenfalls in der Leber weiterverarbeitet werden kann.

Die Nahrung kann folglich nur einen kleinen Beitrag dazu leisten, uns ausreichend mit Vitamin D zu versorgen.

Eigentliche Quelle für das Sonnenhormon ist und bleibt unsere Haut – wenn sie denn der UV-B-Strahlung ausgesetzt wird. Dabei ist es der Haut zunächst einmal gleichgültig, ob diese spezielle UV-Bestrahlung von der Sonne oder aus einer künstlichen Quelle stammt. Wichtiger ist, dass wir regelmäßig eine genügend große Hautfläche (siehe **Abbildung 33**) ausreichend lange mit einer hinreichend starken UV-B-Quelle bestrahlen. Und da liegt leider der Hund begraben, auch wenn Experten, wie Professor Michael Hollick aus den USA, ein umfangreiches Tabellenwerk geschaffen haben, welcher Mensch mit welchem Hauttyp an welchem Breitengrad zu welcher Jahreszeit wie lange in der Sonne bleiben soll und darf – ganz schön kompliziert.

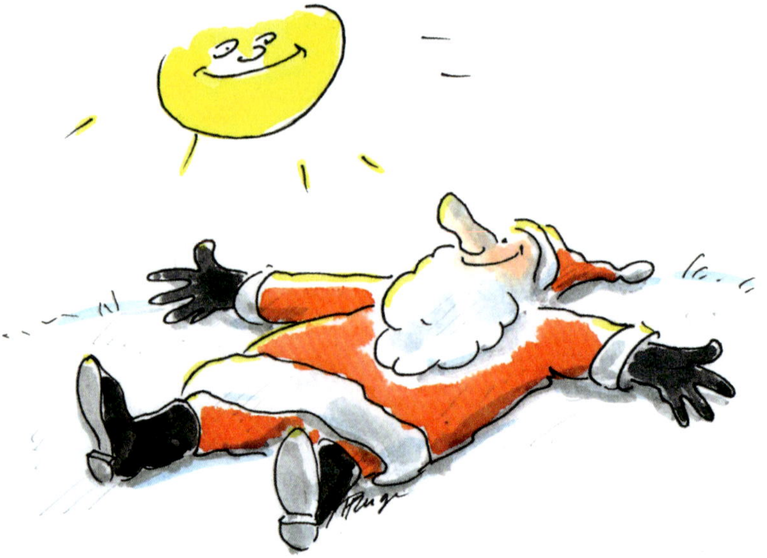

Abb. 33: Auch der Weihnachtsmann wird lernen müssen, dass die Vitamin-D-Produktion nur unter bestimmten Voraussetzungen funktioniert!

Wenn wir uns bei den Überlegungen auf Deutschland beschränken, wird es etwas einfacher, da wir dann den Breitengrad außer Acht lassen können. Als Daumenregel wird daher meist empfohlen – und dieser Regel möchten wir uns anschließen –, drei- bis viermal pro Woche möglichst in der Mittagszeit das Gesicht, die Hände und die Arme für etwa 15 Minuten der Sonne auszusetzen – wenn sie denn scheint!

Natürlich produziert die Haut auch dann Vitamin D, wenn ein Teil der UV-B-Strahlung durch Wolken verschluckt wird. Allerdings müssen wir dann länger draußen bleiben – je nach Wolkendicke! Und schon geht das Rätselraten los, ob die einzelne Sitzung ausreichend war oder nicht. Und was ist, wenn es zu kühl ist, die Blusen- oder Hemdsärmel hochzukrempeln? Am Wochenende einfach das Versäumte nachzuholen und länger in der Sonne zu bleiben ist nicht immer ratsam, da sich je nach Hauttyp (siehe **Tabelle 7**) bereits nach 20 bis 30 Minuten die Haut zu röten beginnt und ein Sonnenbrand droht. Andererseits ist zwischen November und März die Sonne in unseren Breiten ohnehin zu schwach, um Vitamin D in der Haut zu bilden (siehe **Abbildung 34**)!

Unterschiedliche Hauttypen

Hauttyp 1:	Bekommt fast immer einen Sonnenbrand, wird so gut wie nie braun, weiße Haut mit Sommersprossen und rote oder blonde Haare
Hauttyp 2:	Bekommt schnell einen Sonnenbrand, wird kaum braun, helle Haut (typisch: Skandinavier)
Hauttyp 3:	Bekommt gelegentlich einen Sonnenbrand, bräunt langsam (Mittelmeerbewohner)
Hauttyp 4:	Bekommt selten einen Sonnenbrand und bräunt leicht und gut (Menschen aus Ostasien, einige Inder und Pakistani)
Hauttyp 5:	Bekommt so gut wie nie einen Sonnenbrand, bräunt gut und hat eine mittel bis dunkel pigmentierte Haut (Menschen aus Afrika, Südostasien, einige Inder und Pakistani)
Hauttyp 6:	Bekommt nie einen Sonnenbrand, bräunt tiefbraun/schwarz (Menschen mit blauschwarzer Haut aus Afrika oder dunkelhäutige Asiaten wie die Tamilen)

Tab. 7: Die Hauttypen mit ihren unterschiedlichen Eigenschaften.

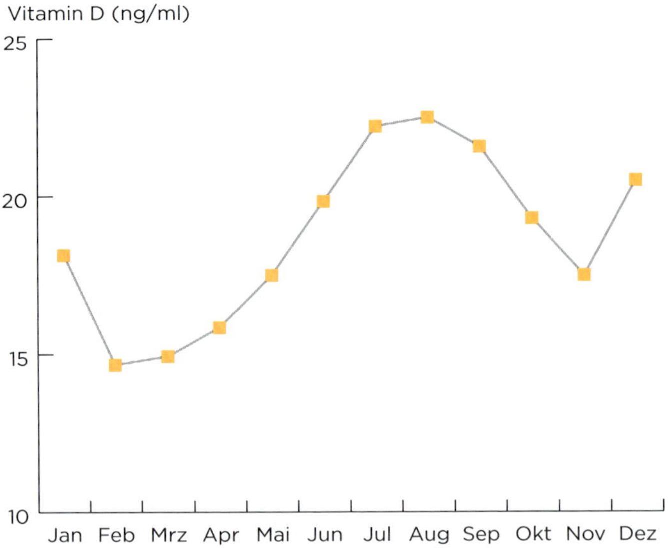

Abb. 34: Abhängigkeit der Vitamin-D-Versorgung der Menschen in Deutschland von der Jahreszeit. Dargestellt sind jeweils die monatlichen Mittelwerte mehrerer Hundert Blutproben eines Einsendelabors. Am Ende des Sommers (August) finden sich die höchsten, am Ende des Winters die niedrigsten Mittelwerte. Der kleine »Zwischengipfel« im Dezember/Januar dürfte ein Hinweis auf die Reiselust der Deutschen sein, in der dunklen Jahreszeit den Urlaub zum Jahreswechsel im sonnigen Süden zu verbringen. (Quelle: Lemberg, U.: Dissertation Mainz 2012)

Die lockere Art, mit dem Problem der Vitamin-D-Bildung durch Sonne umzugehen, erinnert fatal an die Empfehlung, fünf Portionen Gemüse und Obst am Tag zu verzehren. Das klingt zunächst auch nicht besonders schwierig – ist es jedoch für mindestens 70 bis 80 Prozent der Bevölkerung, wie die einschlägigen Studien belegen! Nicht anders geht es den Menschen mit der Sonnenexposition.

Wir haben daher in früheren Auflagen – seinerzeit noch mit allem Vorbehalt – prophezeit, dass der Mehrheit der deutschen, österreichischen und schweizerischen Bevölkerung es nicht gelingen wird, sich auf diese Weise genügend Sonnenhormon zu verschaffen. Inzwischen konnten wir diese Aussage mithilfe von mehr als zwei Millionen Vitamin-D-Messwerten aus fünf deutschen Laboren belegen.

Es gibt somit genügend Gründe, sich nach Alternativen umzuschauen. Eine solche Alternative ist die künstliche Sonne, das

Solarium. Sie benutzt zwar ebenfalls eine energiereiche UV-Strahlung, diese jedoch in einer individuell dosierbaren Form – zumindest wenn man die in professionellen Bräunungsstudios verwendeten Geräte der neuesten Generation mit entsprechenden Sicherheitsstandards benutzt.

Was macht einen Vitamin-D-Mangel wahrscheinlich?

Wohnort weit vom Äquator entfernt (z. B. 50. Breitengrad)
Dunkler Hauttyp
Niedriger Sonnenstand (z. B. im Winter)
Verhüllende Kleidung (egal, ob religiös oder modisch bedingt)
Sonnencreme
Aufenthalt in Gebäuden oder Fahrzeugen
Übergewicht
Höheres Alter

Tab. 8: Faktoren, die das Risiko erhöhen, einen Vitamin-D-Mangel zu entwickeln.

Hier werden mithilfe eines Sensors der Hauttyp und der vorhandene Pigmentgehalt in der Haut gemessen. Daraus lässt sich unter Berücksichtigung eines Sicherheitsabschlags berechnen, wie lange die jeweilige Person das Gerät benutzen kann, ohne einen Sonnenbrand zu bekommen. Denn das ist und bleibt ein Risikofaktor für die Entstehung eines bösartigen Hauttumors.

Wer jedoch durch die Medien oder seinen betreuenden Arzt und trotz der entsprechenden Kapitel in unserem Buch zu sehr verunsichert ist, was die Belastbarkeit seiner Haut angeht, und lieber keine natürliche oder künstliche Sonne an seinen Körper lässt, dem bleibt pharmazeutisch hergestelltes Vitamin D (siehe **Abbildung 35**). Dieses Vorgehen hat sich in der zweiten Hälfte des letzten Jahrhunderts bei uns in Deutschland, Österreich und der Schweiz zur Vorbeugung gegen die Rachitis bei Säuglingen bewährt.

Entsprechend ist eine Vielfalt von Präparaten in den Apotheken und im Internet als Supplemente erhältlich. Sie unterscheiden sich

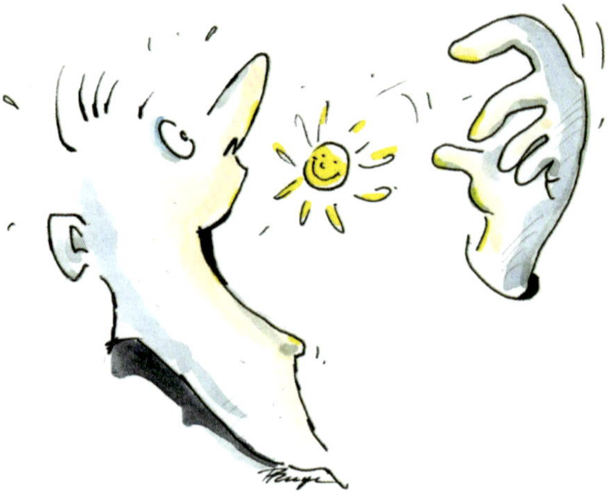

Abb. 35: Wer sich die Produktion von Vitamin D mithilfe der UV-B-Strahlen in der eigenen Haut nicht zutraut, dem bleibt noch pharmazeutisch hergestelltes Vitamin D als bewährte Quelle.

allerdings im Vitamin-D-Gehalt und in verschiedenen Zusatzstoffen – wie Kalzium oder gar Fluor. Von Letzterem raten wir ab, da Fluor nicht in den menschlichen Körper gehört. Es kommt dort von Natur aus nicht vor und wird entsprechend auch nicht benötigt!

Diese Aussage gilt auch für unsere Zähne, denen eine gesunde Ernährung und Vitamin D wesentlich mehr nützen als eine mit Fluor lackierte Oberfläche! Mehr zum Thema Zahngesundheit findet sich in einem Buch, das Weston A. Price, seinerzeit Präsident der amerikanischen Zahnärztegesellschaft, bereits vor fast hundert Jahren geschrieben hat und dessen Inhalt immer noch hochaktuell ist.

Über das Thema »sinnvolle Cofaktoren« haben wir bereits am Anfang des Buches berichtet. An dieser Stelle sei nochmals darauf hingewiesen, dass inzwischen Kalziumzusätze bei Vitamin-D-Präparaten grundsätzlich als kritisch angesehen werden. Diese Kombinationspräparate wurden in relativ niedriger Dosierung für ältere Menschen mit Osteoporose entwickelt. Um genügend Vitamin D zu bekommen, müsste man täglich mehrere Tabletten des niedrig dosierten Kombipräparates zu sich nehmen. Mehrere Berichte in den vergangenen Jahren weisen darauf hin, dass die damit verbundene Kalziumzufuhr zu hoch ist und dem Körper sogar schaden kann.

Tabelle 9 zeigt, wie man die Vitamin-D-Einnahmemengen berechnet, die der Körper zum Ausgleich eines Mangels benötigt. Die nachfolgenden Beispiele dienen der Verdeutlichung:

Ein Mensch mit 70 kg Körpergewicht lässt von seinem Hausarzt den Vitamin-D-Spiegel bestimmen. Es stellt sich heraus, dass dieser nur bei 15 ng/ml liegt. Um einen ausreichenden Spiegel von 40 ng/ml zu erreichen, muss er somit den Spiegel um 25 ng/ml anheben. Dies kann er auf zwei unterschiedliche Weisen tun.

I. Dauertherapie (Zielspiegel wird erst nach Monaten erreicht)

4,0 µg/Tag führen nach einigen Monaten zu einer Erhöhung im Blut von etwa	1 ng/ml
4,0 µg/Tag entsprechen einer Einnahme von	160 IE/Tag
Berechnungsformel: Zielwert (zum Beispiel 40 ng/ml) – Ausgangswert im Blut in ng/ml = zusätzlicher Bedarf in ng/ml Bedarf in ng/ml × 160 IE = erforderliche Dosis in IE/Tag/70 kg Körpergewicht	

II. Kurzfristige Aufsättigung (Zielspiegel in wenigen Wochen)

10 000 IE einmalig erhöhen den Blutspiegel um	1 ng/ml
Berechnungsformel: Zielwert (zum Beispiel 40 ng/ml) minus Ausgangswert im Blut in ng/ml = zusätzlicher Bedarf in ng/ml Die ermittelte Menge (zum Beispiel 20 ng/ml = 200 000 IE) kann in 2–3 Portionen innerhalb von 14 Tagen verabreicht werden.	

Korrektur für Körpergewicht (noch Arbeitshypothese):

Individuelles Gewicht ÷ durch 70 kg = Korrekturfaktor Individuelle Dosis = erforderliche Dosis × Korrekturfaktor

Tab. 9: Berechnung der zum Ausgleich eines Vitamin-D-Mangels benötigten Mengen an künstlich hergestelltem Sonnenhormon.

I. Klassische Vorgehensweise mit einer gleichmäßig niedrigen Dosis: Basis der Berechnung ist die Erfahrung, dass 160 IE Vitamin-D-Zufuhr nach mehreren Monaten zu einer Erhöhung des Blutspiegels um 1 ng/ml führt. Für die geplante Anhebung um

25 ng/ml werden somit 25 × 160 IE benötigt. Daraus ergibt sich die Einnahme von IE täglich.

II. Für eine kurzfristige Auffüllung der leeren Vitamin-D-Speicher gilt die Regel, dass die einmalige Gabe von 10 000 IE zu einer Erhöhung des Blutspiegels um 1 ng/ml führt. Für die Anhebung um 25 ng/ml werden daher 250 000 IE benötigt. Diese Dosis lässt sich problemlos innerhalb von ein bis zwei Wochen verabreichen, sofern man über entsprechend hoch dosierte Präparate verfügt.

Wer nicht gern rechnet, kann sich das Leben leichter machen, indem er einen »Vitamin-D-Rechner« benutzt, wie er auf der gemeinnützigen Internetplattform des Autors Jörg Spitz »SonnenAllianz« zu finden ist (https://sonnenallianz.spitzen-praevention.com).

Allerdings haben gezielte Studien belegt, dass die tägliche Einnahme der benötigten Menge an Vitamin D in ihrer Wirkung wesentlich effektiver ist, als eine wöchentliche oder gar monatliche Einnahme mit entsprechend höheren Einzeldosen. Völliger Unfug ist es, einen ganzen Jahresbedarf auf einmal zuzuführen, wie dies in einer Studie versucht wurde und prompt Probleme bei den Patienten auslöste. Andererseits verschwinden offensichtlich große Mengen an Vitamin D bei übergewichtigen Menschen in den vergrößerten Fettdepots, sodass sie auch größere Mengen zur Erzielung eines ausreichenden Hormon-Spiegels im Blut benötigen.

Angesichts der langjährigen Erfahrung in der Verabreichung von künstlichem Vitamin D sind viele Fragen in diesem Zusammenhang bereits beantwortet. Die Grundregeln haben wir in **Tabelle 9** zusammengestellt. Allerdings können wir bislang nicht exakt vorhersagen, welche Dosis bei einem bestimmten Menschen letztendlich zu welchem Blutspiegel führt. Leider haben wir – anders als die Eidechsen – kein Gespür dafür, wie hoch unser Vitamin-D-Spiegel im Blut ist. Und frühzeitige Symptome, die auf einen Mangel hindeuten, gibt es leider auch nicht.

Daher ist es sinnvoll, initial seine Vitamin-D-Vorräte im Körper bestimmen zu lassen und die getroffenen Maßnahmen zur

Behebung des höchstwahrscheinlich bestehenden Vitamin-D-Mangels nach einigen Monaten durch eine Kontrollmessung zu überprüfen. Dies geht sehr einfach mit einer Blutprobe aus der Vene, die in jeder Arztpraxis vorgenommen werden kann. Die Blutprobe wird dann wie üblich in ein Labor geschickt, das dem Arzt den gemessenen Wert mitteilt. Da es sich um eine Vorsorgemaßnahme handelt, werden die Untersuchungskosten in Höhe von etwa 30 Euro in der Regel allerdings nicht von der Krankenkasse übernommen und müssen aus der eigenen Tasche gezahlt werden.

Ferner gibt es Vitamin-D-Testbestecke für den Heimgebrauch, sodass man für diese Bestimmung nicht mehr zum Arzt gehen muss. Der Test funktioniert mit einem kleinen Blutstropfen aus der Fingerbeere. Diese Testbestecke (und inzwischen auch eine ganze Reihe weiterer Parameter) werden von mehreren Herstellern im Internet angeboten. Die Probe muss allerdings anders als bei der Blutzuckerbestimmung in ein Speziallabor eingeschickt werden. Von dort erhält man dann einen Ergebnisbericht.

In der Regel ist es für die besprochene Fragestellung ausreichend, nur die inaktive Vorstufe (25-OH-Vitamin D) bestimmen zu lassen. Die Bestimmung der aktiven Form (1,25-OH-Vitamin D) ist nicht sinnvoll, da sie doppelt so viel kostet und das Ergebnis eher zu Verwirrungen bei der Interpretation führt, statt Nutzen zu bringen!

Als Bestimmungszeitpunkt empfehlen wir das Frühjahr, um zu prüfen, wie man durch den Winter gekommen ist, und den Herbst, um zu sehen, was man im Sommer geschafft hat. Anhand der Messwerte lässt sich dann überlegen, welche zusätzlichen Maßnahmen sinnvoll sind, um dauerhaft einen ausreichenden Vitamin-D-Spiegel sicherzustellen.

Damit jedoch nicht der Eindruck entsteht, dass – etwas platt formuliert – mit ein paar Tausend Einheiten Vitamin D alle Probleme des Körpers gelöst werden können, wollen wir in diesem dritten Teil unseres Buches über den Tellerrand schauen. Dazu werden wir die neuen Erkenntnisse über das Sonnenhormon in den großen Rahmen von weiteren Vorsorgemaßnahmen einordnen und daraus Regeln und Konsequenzen für das tägliche Leben ableiten.

Im nächsten Kapitel werden wir jedoch erst einmal die recht bittere Bestandsaufnahme weiterer Defizite unseres Lebensstils vornehmen!

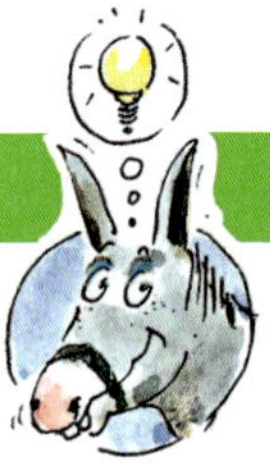

Was unser Eselchen in diesem Kapitel lernen konnte:

Niemand muss an Vitamin-D-Mangel leiden! Es gibt vier verschiedene Quellen, dem Körper Vitamin D zuzuführen: die Nahrung, die Haut mithilfe künstlicher oder natürlicher UV-Strahlung und künstlich hergestelltes Vitamin D. Die wichtigste und »artgerechte« Quelle ist die Haut mithilfe der Sonnenstrahlen. Wer dies nicht mag oder es damit alleine nicht schafft, der kann auf die anderen Quellen nach persönlichem Belieben zurückgreifen. Zumindest anfänglich kann es sinnvoll sein, zweimal im Jahr den Vitamin-D-Spiegel zu messen und zu prüfen, ob die ausgewählten Maßnahmen den gewünschten Erfolg haben.

Der Natur-Defizit-Effekt – oder: Was Krebszellen sonst noch alles nicht mögen!

In den zurückliegenden Kapiteln konnten wir von den umfangreichen Erfahrungen mit dem Sonnenhormon in den ökologischen Studien von William B. Grant profitieren. In den nächsten Kapiteln greifen wir auf die Kenntnisse von Jörg Spitz zurück. Er hat auf der Basis seines Wissens in der Nuklearmedizin über die molekularbiologischen Vorgänge im Körper ein besonderes Verständnis für die funktionelle Medizin und damit die Entstehung chronischer Krankheiten entwickelt.

Dies wiederum ist die Basis für seine Überlegungen zu einem ganzheitlichen Gesundheitskonzept (Spitzen-Gesundheit), die wir unseren Lesern zum Abschluss dieses Buches näherbringen wollen. Denn was hilft all das theoretische Wissen über das Krebsgeschehen, wenn es nicht dazu genutzt wird, praktikable Lösungsansätze für den Alltag zu entwickeln?

Aber zunächst müssen wir Ihnen nochmals mit ein wenig zusätzlicher Theorie den Einstieg in das vielschichtige Thema erleichtern: Was versteht man denn überhaupt unter Gesundheit? Der Begriff wurde im Laufe der Zeit immer wieder unterschiedlich definiert. Die letzte Definition der Weltgesundheitsorganisation (WHO) bereits aus dem Jahr 1948 lautet: Gesundheit ist ein Zustand vollständigen körperlichen, geistigen und sozialen Wohlbefindens, der sich nicht nur durch die Abwesenheit von Krankheit und Behinderung auszeichnet und als ein wesentlicher Bestandteil des alltäglichen Lebens angesehen wird.

Aufgrund unserer intensiven wissenschaftlichen Beschäftigung mit dem Thema Gesundheitsvorsorge möchten wir noch folgenden Zusatz vorschlagen: »Zur Gesundheit und Gesunderhaltung des Körpers gehört der Vollbesitz der ›artgerechten‹ Voraussetzungen (epigenetischen Ressourcen) im direkten persönlichen Umfeld, jedoch auch in den gesellschaftlichen Strukturen. Diese Ressourcen sind die unverzichtbare Basis für die Sicherstellung und den Erhalt aller ursprünglichen Körperfunktionen im Rahmen eines ›artgerechten‹ Lebens!«

Außer dem Vitamin-D-Mangel gibt es nämlich zahlreiche weitere Mängel (Defizite), die durch den nicht mehr »artgerechten« Lebensstil in unserer industrialisierten Gesellschaft entstanden sind (siehe **Tabelle 10**). Ganz wichtig dabei ist auch die Erkenntnis, dass diese Defizite als Folge einer allgemeinen gesellschaftlichen Entwicklung jeweils den größten Teil der Bevölkerung betreffen (je nach Studie 70 bis 90 Prozent).

Defizite im Lebensstil, bedingt durch den technischen Fortschritt

Bereich	Fortschritt	Verlust	Betroffen
Bewegung	Fahrzeuge	körperliche Aktivität	Muskeln, Gehirn
Ernährung	industrielle Fertigung	Mikronährstoffe	gesamter Körper
Licht/Sonne	künstliches Licht	UV-B-Strahlung	gesamter Körper
Wasser	künstliche Getränke	natürliches Wasser	gesamter Körper
sozialer Bezug	Sozialgesetzgebung	Gemeinschaft	gesamter Körper
persönliche Kommunikation	technische Kommunikation	Singen, Musik, Gespräche	Gehirn, Psyche
ethische Werte	gesetzliches Regelwerk	persönliche Werteskala	Gehirn, Psyche
sinnvolle Tätigkeit	Bürgergeld	Arbeitsplatz	Gehirn, Psyche

Tab. 10: Zusammenfassende Darstellung mehrerer Defizite und ihrer fatalen direkten oder epigenetischen Folgen für den Körper. Bezeichnenderweise finden sich in der unteren Hälfte der Tabelle lauter Defizite, die nicht materieller, sondern geistiger Natur sind.

Ferner bezieht sich die eine Hälfte dieser Defizite auf körperliche, die andere auf geistige Aspekte. Aufgrund der Fortschritte in der Gehirnforschung (Psycho-Neuro-Immunologie) wissen wir inzwischen, wie eng die Tätigkeit des Gehirns und damit auch psychische Aspekte mit den übrigen Körperfunktionen verknüpft sind. Da wundert es nicht mehr, wenn der Geist krank wird, weil dem Körper etwas fehlt – und umgekehrt.

Für viele der in der Tabelle gelisteten Faktoren gibt es bereits gute Belege, dass jeder Einzelne nicht nur auf die eigene Gesundheit, sondern auch und gerade auf das Krebsgeschehen einen positiven Einfluss hat.

Die Bedeutung dieser Defizitfaktoren geht jedoch weit über die Wirkung bei der Entstehung und Verbreitung von Krebs im Körper hinaus und betrifft die Entstehung fast aller chronischen Krankheiten. Natürlich können wir nicht alle diese Punkte hier genauso eingehend besprechen, wie wir das für den Vitamin-D-Mangel bei Krebs getan haben, sondern haben diese in zahlreichen Videodokumenten auf YouTube und mehreren anderen Internetplattformen ausreichend dokumentiert.

Es ist jedoch wichtig, dass sich unsere Leser dieser zahlreichen zusätzlichen Defizitmöglichkeiten bewusst werden und sich mit dem ganzheitlichen Aspekt in der Gesundheitsvorsorge konkret auseinandersetzen. Eine kleine Hilfe dazu wird im Kapitel »Individuelle Risikoanalyse und persönliche Konsequenzen« am Ende des Buches in Form eines Fragebogens zum individuellen Lebensstil angeboten, der inzwischen auch in digitaler Form auf der Internetseite der vom Autor Jörg Spitz gegründeten »Akademie für menschliche Medizin« zu finden ist.

Jedes dieser Defizite alleine belastet bereits den gesamten Körper bei der Aufrechterhaltung der verschiedenen Funktionen seiner Organe. Je nachdem, wie ausgeprägt ein einzelnes Defizit ist, kann es sogar alleine Krankheitssymptome auslösen.

Mehrere Defizite zusammen führen jedoch zu einem deutlich gesteigerten Risiko, eine der zahlreichen chronischen Erkrankungen zu entwickeln. Diese fatale Multiplikation der Folgen der Defizite und Schadfaktoren wurde bereits vor einigen Jahren in der internationalen »Interheart-Studie« über die Entstehung des Herzinfarktes dokumentiert (siehe **Abbildung 36**).

Interheart-Studie
Effekt veränderbarer Risikofaktoren auf das Infarktgeschehen

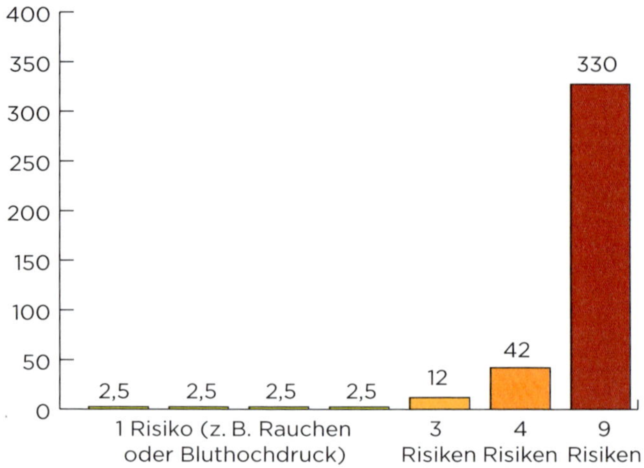

Abb. 36: Darstellung der enormen Risikosteigerung, einen Herzinfarkt zu erleiden, falls mehrere Risikofaktoren vorliegen. Einzelne Faktoren wie Rauchen oder Bluthochdruck erhöhen das Risiko jeweils um das Zwei- bis Dreifache. Mehrere gleichzeitig vorliegende Risikofaktoren vervielfachen jedoch das Gesamtrisiko, sodass sich bei Vorliegen aller neun in der Studie geprüften Risiken eine Steigerung um den schwindelerregenden Faktor 330 ergibt! (Zahlen aus Yusuf, S. et al. in: Lancet 2004; 364:937)

Nahezu 30 000 Menschen aus der ganzen Welt, die zuvor einen Herzinfarkt erlitten hatten, wurden auf ihre Risikofaktoren untersucht. Dabei fanden sich neun Risikofaktoren, die in allen Ländern identisch waren, ganz gleich, ob der Patient in Japan, Australien, Europa oder Nordamerika lebte – also unabhängig von seinen Genen!

Wie bereits gesagt, ist jedes einzelne Defizit für den Körper schon bitter genug. Dank seiner enormen Kompensationsfähigkeit kann er jedoch manchen Verlust oder schädlichen Einfluss über lange Zeit ausgleichen – manchmal sogar jahrzehntelang –, bis der Mensch subjektiv krank wird, indem er ein Symptom bei sich entdeckt.

Dieses Symptom ist jedoch regelmäßig nur die Spitze des Eisbergs der Funktionsstörung, die von der Mainstream-Medizin als Krankheit diagnostiziert wird. Der größere Teil – beim Eisberg sind sechs Siebtel unter Wasser – ist jedoch nicht sichtbar und betrifft jedoch regelmäßig den gesamten Körper! Wenn sich die Therapie nun auf die Behandlung des Symptoms beschränkt, sind alle Bemühungen, eine Heilung herbeizuführen, von vorneherein zum Scheitern verurteilt – auch wenn das Verschwinden des Symptoms zunächst den Eindruck einer Heilung vortäuscht!

Nur solche Maßnahmen sind dauerhaft erfolgreich, die die Ursache der Funktionsstörung beseitigen und damit dem Übel an die Wurzel gehen! Gerade bei den chronischen Krankheiten sind diese Ursachen jedoch fast immer Defizite im Lebensstil, die die Funktion der Organe so lange schwächen, bis der Stoffwechsel an irgendeiner Schwachstelle endgültig entgleist und der Körper mit Krankheitssymptomen reagiert.

Zum besseren Verständnis der Wirkungsweise der Defizite wollen wir einen Vergleich aus dem täglichen Leben anführen. Die Situation im Körper lässt sich mit dem Bau eines Hauses vergleichen: Hier genügt es nicht, neben vielen einzelnen Einrichtungsgegenständen große Mengen an Steinen und Sand zur Verfügung zu haben, sondern man benötigt auch ausreichend große Mengen an Zement, um einen dauerhaft haltbaren Mörtel herzustellen.

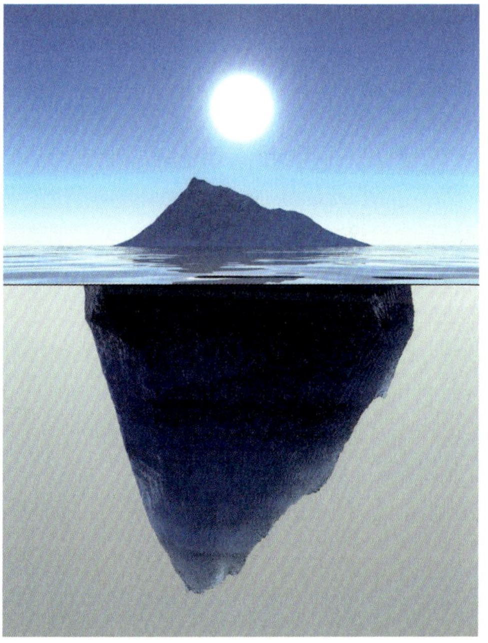

Abb. 37: Der Unterschied zwischen dem offensichtlichen Krankheitsgeschehen (Symptom) und der wahren Ausdehnung der Erkrankung im Körper wird beim Vergleich mit dem Eisberg deutlich: Ein Siebtel ist über Wasser und sechs Siebtel liegen unter der Oberfläche. Letztere sind weit gefährlicher als die sichtbare Spitze: Die Titanic ist nicht an der Spitze des Eisbergs hängen geblieben, sondern hat sich unter Wasser den Rumpf am Eis aufgerissen! (Foto: © iStockphoto.com/pated)

Wird der Mörtel mit zu wenig Zement angemischt, betreibt man Pfusch am Bau. Der Mörtel wird zwar hart, aber nicht widerstandsfähig genug, um der täglichen Belastung auf Dauer standzuhalten. Der Absturz z. B. eines Balkons ist vorprogrammiert – auch wenn es unter Umständen 20 Jahre dauert, bis dies passiert. Genauso betreiben wir Pfusch am Körper, wenn wir ihm die benötigten Materialien nicht in ausreichender Menge liefern.

Wichtig bei diesem Vergleich ist auch die Erkenntnis, dass der nach 20 Jahren herabstürzende Balkon nicht ein isoliertes Ereignis ist, sondern ein Symptom für den Zustand des Betons im gesamten Haus darstellt! Es wird also nicht bei dem Absturz des Balkons bleiben, sondern nach und nach werden weitere Schäden auch an anderen Gebäudeteilen sichtbar. Die gleichen Zusammenhänge gelten für den menschlichen Körper.

Wir haben im ersten Teil des Buches bereits darauf hingewiesen, dass man in der Medizin das gleichzeitige Auftreten zweier oder mehrerer chronischer Erkrankungen »Komorbidität« nennt. Häufig wird dann versucht, die eine Erkrankung auf die andere zurückzuführen. Richtig ist jedoch meist, dass beide Erkrankungen die gleiche Ursache haben: Pfusch an unserem Körper durch einen falschen Lebensstil!

Wie bereits gesagt, können wir in dieser Veröffentlichung die komplizierten Zusammenhänge zwischen den verschiedenen Defiziten und den Körperfunktionen nicht im Einzelnen darstellen, ohne den Rahmen dieses Buches völlig zu sprengen. In der Wunschliste der persönlichen Handlungsfelder, die wir Ihnen gern nahelegen würden, finden sich jedoch mindestens vier weitere verloren gegangene Ressourcen, deren Einfluss auf das Krebsgeschehen aktenkundig ist: Sport, Obst und Gemüse, Omega-3-Fettsäuren und Spiritualität.

Abgesehen von dem mentalen Thema »Spiritualität«, finden sich in dem 2022 in der zweiten, erweiterten Auflage erschienenen Buch »Vitamin D – immer wenn es um Leben und Tod geht« von Jörg Spitz unter anderem nähere Angaben, aber auch Kompensationsmöglichkeiten für diese Defizite.

Auf die große Anzahl negativer Einflussfaktoren aus der modernen Umwelt (wie Pestizide, Herbizide, Mikroplastik, Feinstaub und nicht zuletzt die stetig zunehmende Exposition mit Elektrosmog, vor allem im Rahmen des Mobilfunks), die sowohl infolge ihrer Toxizität als auch der epigenetischen Einflüsse für die Gesundheit ebenso bedeutend sind wie die Defizite an positiven Faktoren, kann an dieser Stelle nur hingewiesen werden. Auch hier findet sich umfangreiches Videomaterial des Autors Jörg Spitz in den sozialen Medien.

Im nächsten Kapitel werden wir eine der von ihm entwickelten allgemeinen Regeln zur Prävention vorstellen. Damit wollen wir die Rahmenbedingungen erläutern, die bei einer erfolgreichen Gesundheitsvorsorge zur Kompensation der Defizite und Schadfaktoren hilfreich sind.

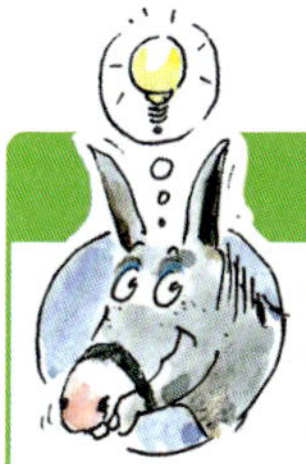

Was unser Eselchen in diesem Kapitel lernen konnte:

Chronische Krankheiten entstehen in der Regel als Folge von defizitären Ressourcen und der Exposition von Schadstoffen in unserem nicht mehr »artgerechten« Lebensstil. Der Mangel an Vitamin D ist nur einer von diesen zahlreichen Faktoren, von denen jeweils die Mehrheit der Bevölkerung in den Industrieländern betroffen ist. Leidet der Körper gleichzeitig unter mehreren Defiziten und/oder einer zusätzlichen Schadstoffexposition, erhöht sich das Risiko erheblich, eine chronische Erkrankung zu entwickeln. Diese leider recht verbreitete Tatsache haben wir den »Natur-Defizit-Effekt« genannt.

Allgemeine Präventionsregeln

Unter Prävention wird landläufig in der Medizin die Früherkennung insbesondere von bösartigen Erkrankungen verstanden. Dies deckt sich jedoch nicht mit dem eigentlichen Begriffsinhalt: Prävention bedeutet Vorbeugung, das heißt Verhinderung der Entstehung einer Erkrankung, und ist somit nicht identisch mit dem Begriff der »Früherkennung«, die definitionsgemäß eine Erkrankung lediglich früher diagnostiziert, nicht jedoch verhindert.

Wie zahlreiche Beispiele der Vergangenheit und der Gegenwart zeigen, entspricht der erzielte positive Effekt von Früherkennungsmaßnahmen häufig nicht den Erwartungen und steht daher nicht im Verhältnis zu dem betriebenen Aufwand (z. B. PSA-Test und HPV-Test; selbst hinter das mit großem finanziellem Aufwand geförderte Mammografie-Screening machen zahlreiche Wissenschaftler inzwischen ein Fragezeichen).

Wer unsere Ausführungen zu Vitamin D und den übrigen Risikofaktoren für die Entwicklung chronischer Krankheiten verstanden hat, dem fällt es nicht schwer, den Grund für das Versagen dieser Früherkennungsprogramme zu erkennen. Selbst sogenannte »Mikrokarzinome« sind in der Regel über mehrere Jahre hinweg entstanden und haben dabei häufig bereits Metastasen bewirkt.

Ähnliches gilt für die Entstehung anderer chronischer Erkrankungen wie der Zuckererkrankung und der Arteriosklerose. Die Störungen im Funktionsbereich der Zellen haben sich über Jahre hinweg allmählich und weitgehend unbemerkt entwickelt, bis sie eines Tages symptomatisch werden. Das bedeutet nicht, dass dann »alles zu spät« ist. Der Aufwand zur Korrektur ist allerdings deutlich größer als bei einem – lebenslangen – wirklich vorbeugenden Verhalten.

Jeder einzelne Mensch kann und muss daher entscheiden, wann er welchen Aufwand für die Gesundheitsvorsorge betreibt, um sich seine Lebensqualität zu erhalten und die persönlichen Risiken abzusenken.

Dies wird auch in den von Jörg Spitz formulierten allgemeinen Präventionsregeln deutlich, auf die wir jetzt näher eingehen.

Eine der Regeln lautet: Der Aufwand für die Gesundheitsvorsorge lässt sich beschreiben als ein Produkt aus den Faktoren Zeit und Mittel (Letztere können Arbeitsmittel, Werkzeuge oder auch Geld sein).

Dies bedeutet, man muss entweder mehr Zeit für die Gesundheit aufwenden oder mehr Mittel (Geld) bereitstellen, damit der Aufwand ausreichend groß ist, um den Körper gesund zu erhalten. Sympathisch an diesem Konzept ist, dass (in einem gewissen Rahmen) niemandem im Einzelnen vorgeschrieben wird, was er zu tun hat. Allerdings muss der Gesamtaufwand hinsichtlich eingesetzter Zeit und Mittel – wie bereits gesagt – ausreichend groß sein! Es führen eben viele Wege nach Rom. Zur Verdeutlichung ein extremes Beispiel (siehe **Abbildung 38**): Der Arbeitslose ohne Geld kann im Sommer im Wald Holz hacken, Nüsse und Pilze sowie Beeren sammeln – alles sehr gesunde Maßnahmen.

Dieses Vorgehen kostet nichts außer Zeit, und die hat er ja! Und auch im Winter ist ihm mit den gesammelten Dingen gut gedient.

Der leitende Angestellte mit 60 Stunden Arbeitszeit pro Woche wird andere Wege gehen und zumindest einen Teil des wohlver-

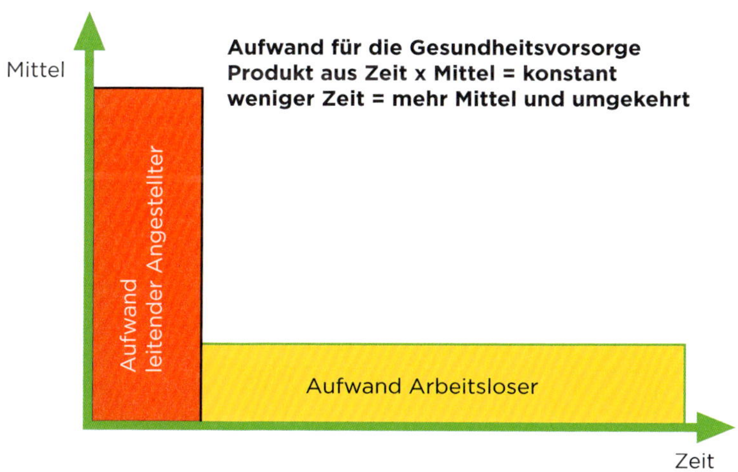

Abb. 38: Das Produkt aus Zeit und Geld bei unterschiedlichen Lösungen für unterschiedliche Bevölkerungsgruppen (Extrembeispiel, Erläuterung siehe Text). (Schaubild: Jörg Spitz)

dienten Geldes (zeitsparend) für hochwertige Nahrung und Bewegung (gegebenenfalls auch als Ergänzungsmaßnahme) aufbringen müssen, damit auch für ihn das Produkt »Vorsorgeaufwand« ausreichend groß ist.

Wenn wir diese grundsätzliche Regel auf unser Sonnenhormon anwenden, ergeben sich folgende Möglichkeiten (siehe **Tabelle 11** und **Abbildung 39**):

Wie komme ich zu einem ausreichenden Vitamin-D-Spiegel?

Die Möglichkeiten:
A. Kein Geld-Einsatz, dafür reichlich Zeit-Einsatz Zum Beispiel: Drei- bis viermal pro Woche für eine halbe Stunde in die Sonne gehen.
B. Geld-Einsatz, dafür weniger Zeit-Einsatz Zum Beispiel: Zwei- bis dreimal pro Monat für jeweils zehn bis 15 Minuten auf die Sonnenbank legen.
C. Geld-Einsatz, dafür kein Zeit-Einsatz Zum Beispiel: Einmal am Tag eine Tablette Vitamin D schlucken.

Tab. 11: Unterschiedliche, jedoch gleich wirkungsvolle Maßnahmen, um eine ausreichende Versorgung mit Vitamin D zu erhalten.

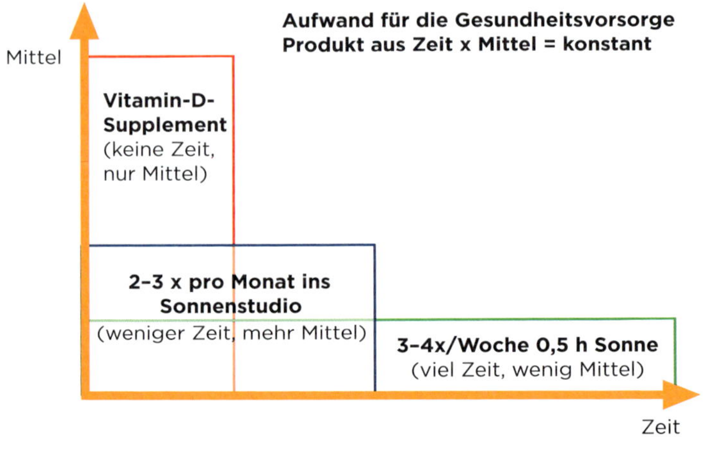

Abb. 39: Anwendung der allgemeinen Präventionsregeln zur Verringerung des Vitamin-D-Mangels mit Darstellung der Maßnahmen aus **Tabelle 11**. Die Größe der Flächen der einzelnen Maßnahmen ist identisch als Ausdruck des gleich großen Aufwandes, der in jedem Fall zu treiben ist. (Schaubild: Jörg Spitz)

Zum Beleg, dass diese Regel auch allgemein gültig und anwendbar ist, wollen wir uns als weiteres Beispiel die Defizite im Obst- und Gemüseverzehr anschauen. Auch hier belegen diverse Untersuchungen, dass die für die Erhaltung der Gesundheit mindestens erforderlichen fünf Portionen pro Tag allenfalls von 15 bis 20 Prozent der Bevölkerung tatsächlich gegessen werden. Es besteht somit für die Mikronährstoffe die gleiche ausgeprägte Mangelsituation mit Ersatzbedarf wie bei unserem Sonnenhormon. Hier bieten sich folgende Lösungen an (**Tabelle 12** und **Abbildung 40**):

Wie komme ich zu einer ausreichenden Versorgung mit Obst und Gemüse?

Die Möglichkeiten:
A. Kein Geld-Einsatz, dafür reichlich Zeit-Einsatz Zum Beispiel: Anbau im eigenen Garten.
B. Geld-Einsatz, dafür weniger Zeit-Einsatz Zum Beispiel: Einkauf im Bioladen.
C. Geld-Einsatz, dafür kein Zeit-Einsatz Zum Beispiel: Nahrungsergänzung mit einem Konzentrat aus Gemüse und Obst.

Tab. 12: Unterschiedliche, jedoch gleich wirkungsvolle Maßnahmen, um eine ausreichende Versorgung mit den Mikronährstoffen aus Gemüse und Obst zu erreichen.

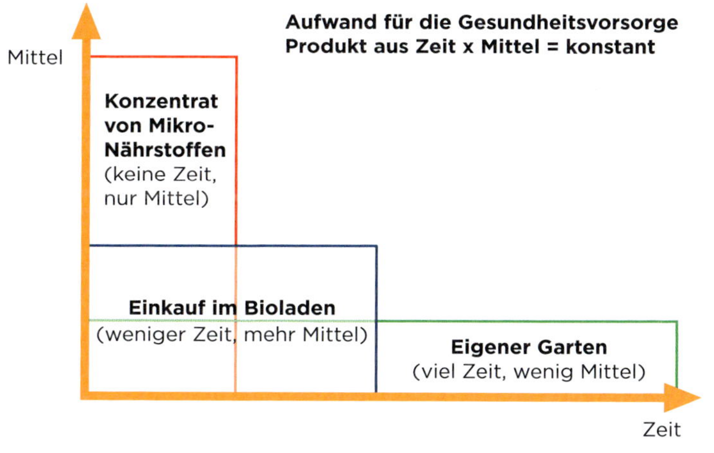

Abb. 40: Anwendung der allgemeinen Präventionsregeln zur Beseitigung der Ernährungsdefizite bei Gemüse und Obst mit Darstellung der Maßnahmen aus **Tabelle 12**. (Schaubild: mip-gbr)

Wir sind uns selbstverständlich im Klaren darüber, dass solche Ergänzungsmaßnahmen, wie in den beiden Beispielen dargestellt, in »Fachkreisen« derzeit nicht »in« sind und auch nur ein vorübergehender Behelf sein können in einem langfristig angelegten Gesamtkonzept zur Änderung unseres Lebensstils im Rahmen einer neuen Gesundheitskultur.

Entscheidend für ein Gelingen der Prävention ist jedoch, dass wir den Menschen nicht nur Verhaltensregeln predigen, sondern auch praktikable Lösungsmöglichkeiten anbieten. Die zweitbeste, praktikable Lösung (Nahrungsergänzung, die täglich eingenommen wird) ist besser als die optimale, aber nicht realisierbare Wunschvorstellung (täglich mindestens fünf Portionen reifes Obst und Gemüse essen).

Diese zweitbesten, praktikablen Lösungen sind jedoch größtenteils noch nicht vorhanden, sondern müssen erst im Rahmen der sogenannten Verhältnisprävention durch eine neue Gesundheitskultur geschaffen werden. Da dieser Begriff der Verhältnisprävention im Gegensatz zur Verhaltensprävention bislang nur wenigen Menschen bekannt ist, möchten wir den Unterschied näher erläutern.

Verhaltensprävention bedeutet, sich in einer bestimmten Situation so zu verhalten, dass ein Unglück oder eine Krankheit vermieden wird. Dazu bedarf es immer wieder der Anstrengung eines jeden einzelnen Menschen.

Die Verhältnisprävention hingegen ändert grundsätzlich die jeweiligen Umstände, sodass das Unglück oder die Krankheit sich nicht ereignen können beziehungsweise vermieden werden. Der Aufwand des einzelnen Menschen, sein individuelles Verhalten zu verändern, verringert sich dadurch deutlich.

Wie einige erfolgreiche Beispiele zeigen (ein Deckel auf den Brunnen im Dorf für die spielenden Kinder, Stahlkappen im Schuh für den Metallarbeiter, Leitplanken und Airbags für die Autofahrer), ist Verhältnisprävention immer mit finanziellem Aufwand verbunden, den man jedoch als initiale »Investition« werten muss. **Abbildung 41** zeigt den Rückgang der Todesfälle im deutschen Straßenverkehr in den zurückliegenden Jahrzehnten. Dies wurde nicht mithilfe einer

Tödlich verunglückte Personen im Straßenverkehr (Deutschland)

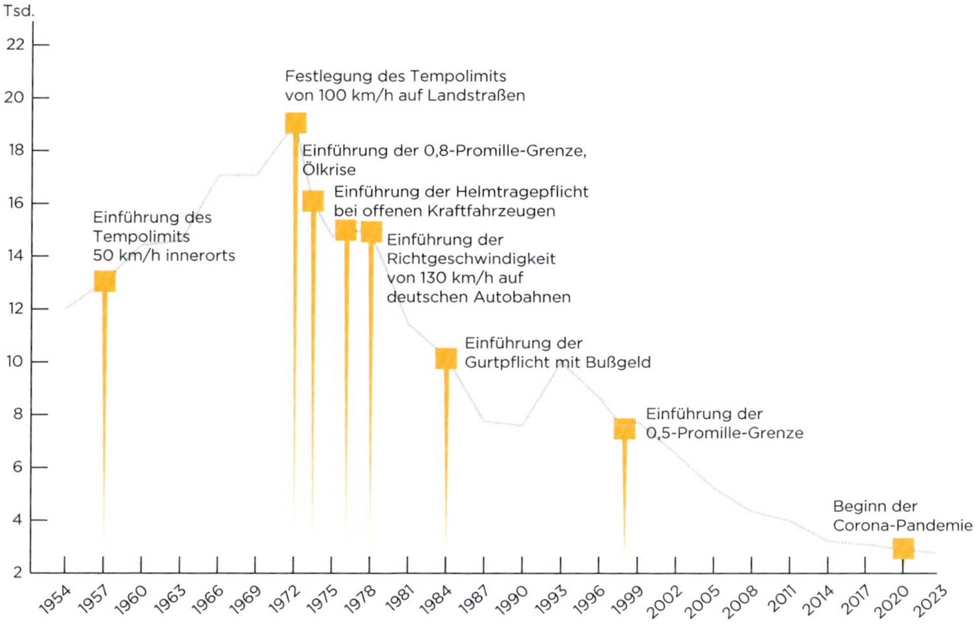

Abb. 41: Effizienz der Verhältnisprävention im Straßenverkehr zur Verhinderung von tödlichen Unfällen. (Quelle: Statistisches Bundesamt)

verbesserten Ausbildung zum Führerschein oder einer Verbesserung des Fahrverhaltens (Verhaltensprävention) erreicht.

Vielmehr erfolgte als Verhältnisprävention eine enorme Investition in multiple Maßnahmen des Gesetzgebers sowie in Straßenbau und die Entwicklung der passiven Fahrzeugsicherheit (Leitplanken, Airbag). 90 Prozent weniger Todesfälle innerhalb von 50 Jahren trotz dramatisch gestiegenen Verkehrsaufkommens verdeutlichen, welchen Effekt die Verhältnisprävention haben kann.

Genau auf eine solche Veränderung der Verhältnisse zielt auch der Slogan der Weltgesundheitsorganisation (WHO) zur Förderung der Bewegung: »Make the healthy choice the easy choice!« (»Mach die Entscheidung für ein gesundes Verhalten zu einer leichten Entscheidung!«)

Dies bedeutet im Bereich des Defizits an körperlicher Aktivität vor allem, die Verfügbarkeit von Bewegungsmöglichkeiten zu erhöhen.

Und das geht nur mit entsprechend erhöhten Investitionen für Spielplätze, Radfahrwege und Sportplätze. Was für die Bewegung gilt, dürfte auch für die Ersatzbeschaffung in der Ernährung und anderen Bereichen des Lebensstils gelten.

Auch wenn von interessierten Kreisen mit gezielter (Des-)Information aus in der Regel falsch angelegten wissenschaftlichen Studien immer wieder versucht wird, die Ersatzbeschaffung insbesondere im Ernährungsbereich als unwirksam und sogar gefährlich darzustellen, ist die Entwicklung in diese Richtung nicht aufzuhalten!

Das beste Beispiel für eine effektive Ersatzbeschaffung findet sich als Antwort auf den Bewegungsmangel. Hier haben die Sportwissenschaftler bereits vor über 40 Jahren begonnen, die Auswirkungen der fehlenden körperlichen Aktivität in unserem Alltagsleben (siehe **Abbildung 42**) zu untersuchen. Herausgekommen ist dabei eine inzwischen international anerkannte Empfehlung zur Bewegungsergänzung (z. B. in Sportstudios), die allerdings anfänglich eine

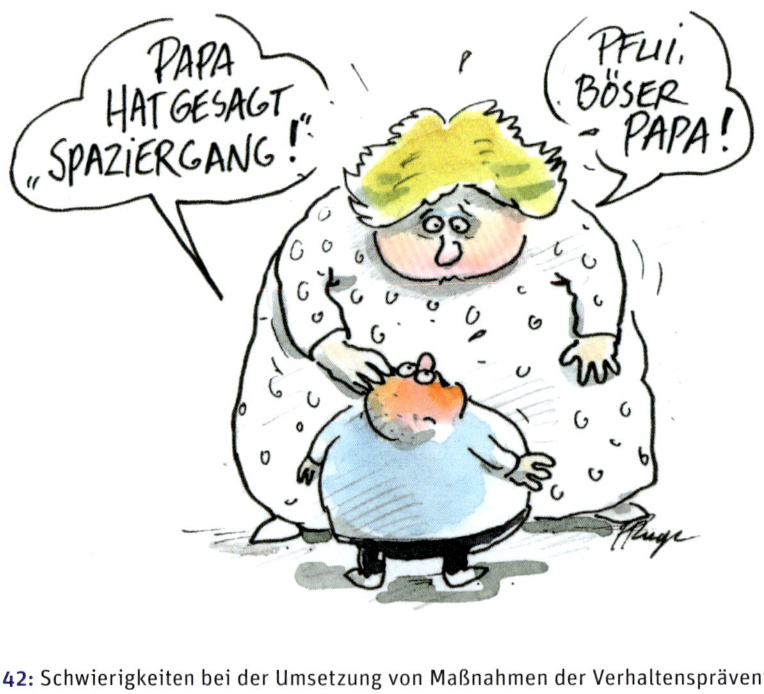

Abb. 42: Schwierigkeiten bei der Umsetzung von Maßnahmen der Verhaltensprävention.

genauso große Skepsis wie derzeit bei den Nahrungsergänzungsmitteln auslöste.

Aber auch solche Fitnesscenter reichen bei Weitem nicht aus, um den unterschiedlichen Bedürfnissen der Bevölkerung gerecht zu werden, sodass zusätzliche Lösungsansätze benötigt werden.

Als weiteres Beispiel für schon geschaffene Ersatzmaßnahmen möchten wir die Nahrungsergänzung anführen. Hier sprechen nicht nur die Zahlen aus den USA, wo je nach Alter bereits bis zu 70 Prozent der Bevölkerung Nahrungsergänzungsmittel verwenden (siehe **Abbildung 43**), eine klare Sprache. Vielmehr belegen auch immer mehr sorgfältig durchgeführte wissenschaftliche Studien deren Wirksamkeit. Die in Teil II aufgeführten zahlreichen Untersuchungen zu unserem Sonnenhormon sind in diesem Zusammenhang ein gutes Argument. Aber auch im Bereich der Mikronährstoffe aus Nahrungsergänzungsmitteln oder mit Fischölpräparaten gibt es hervorragende Untersuchungsergebnisse – sogar bei Schwangeren, wie das nachfolgende Beispiel zeigt!

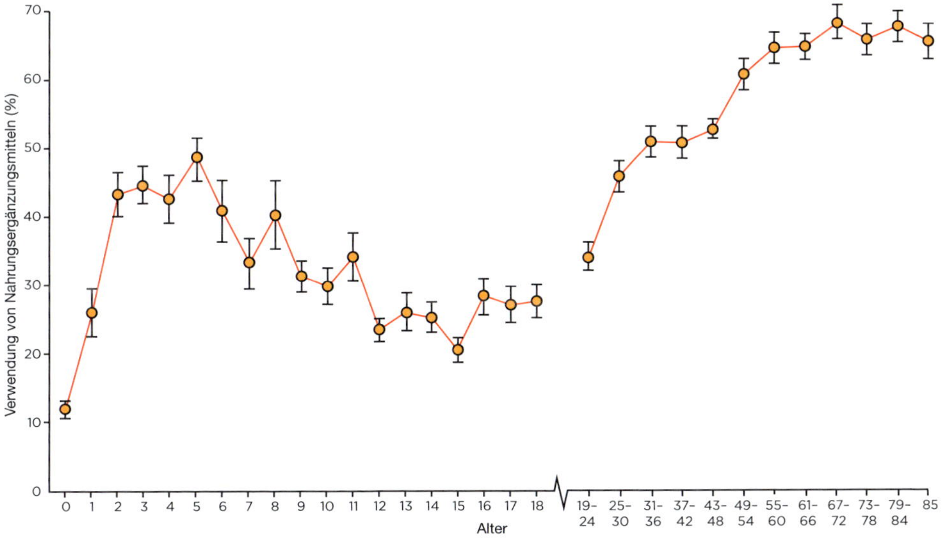

Abb. 43: Häufigkeit der Verwendung von Nahrungsergänzungsmitteln in den USA in Abhängigkeit vom Alter. (Modifiziert nach Picciano, M. et al. in: Archives of Pediatrics & Adolescent Medicine 2007; 161:978)

Bereits 2007 wurde von Professor Berthold Koletzko an der Universitätsklinik in München – als Ergebnis der Untersuchungen einer von ihm geleiteten internationalen Forschergruppe – die Empfehlung zur Nahrungsergänzung mit Fischölpräparaten in der Schwangerschaft ausgesprochen, wenn der individuelle Lebensstil keine ausreichende Versorgung mit zwei Portionen fettem, Omega-3-haltigem Fisch pro Woche sicherstellt.

Doch noch wichtiger als solche qualifizierten Einzelempfehlungen ist die Erinnerung an die Forderung unserer »Spitzen-Gesundheit«, die möglichst viele Defizite abbaut. Dieser Grundsatz sollte natürlich auch bei den Ergänzungsmaßnahmen gelten. Welche gesundheitlichen Konsequenzen ein solches, möglichst umfassendes Vorgehen haben kann, wollen wir mit einer aktuell im Frühjahr 2010 publizierten, experimentellen Ernährungsstudie zeigen.

In diesem Versuch fütterten kanadische Wissenschaftler junge Mäuse entweder mit der üblichen (artgerechten) Nahrung oder zusätzlich mit einer Nahrungsergänzung aus dreißig (!) verschiedenen Substanzen in einer für Menschen vergleichbaren Konzentration (angefangen mit Vitaminen über Extrakte von Knoblauch und grünem Tee bis hin zu Selen und Leinöl). Gleichzeitig wurden die Tiere für 30 Monate beobachtet.

Als erstes Ergebnis berichteten die Forscher, dass die Tiere mit der Nahrungsergänzung etwa elf Prozent länger lebten. Dies alleine ist eine kleine Sensation, denn bisher gelang es im Tierversuch lediglich durch einen Nahrungsverzicht von rund 20 Prozent der üblichen täglichen Kalorien, eine Lebensverlängerung zu erreichen. Dieses mehrfach überprüfte Experiment wurde erst verständlich, als man herausfand, dass bei der »Verbrennung« der Nahrung durch den Sauerstoff hochreaktive Zwischensubstanzen entstehen (freie Radikale), die die Zellen schädigen können (sogenannter oxidativer Stress). Daraus resultiert, dass Essen für den Körper einen (in Grenzen) vermeidbaren Stress bedeutet. Die Wissenschaftler werteten in ihren neuen Versuchen diese Lebensverlängerung jedoch als weniger wichtig im Vergleich zu den übrigen Ergebnissen ihres Experimentes mit der Nahrungsergänzung: Die besser mit

Mikronährstoffen versorgten Tiere zeigten mit zunehmendem Alter keine Verringerung ihrer körperlichen Aktivität, während die standardmäßig ernährten Tiere im Laufe der Untersuchung 50 Prozent ihrer Aktivität verloren.

Aber damit nicht genug! Da die Forschergruppe interdisziplinär zusammengesetzt war, wurden die Tiere nicht nur engmaschig in Bezug auf ihr Verhalten untersucht, sondern es wurde am Ende des Untersuchungszeitraums auch das Gehirngewebe der Tiere miteinander verglichen.

Dabei fand sich zum einen eine deutlich höhere Konzentration von Botenstoffen im Gehirn (**Abbildung 44**) der zusätzlich mit Mikronährstoffen versorgten Tiere. Ferner zeigten sich eine deutlich gesteigerte Aktivität der Mitochondrien (Energiestationen in den Zellen) und letztendlich verminderte degenerative Veränderungen der Zellstrukturen als Zeichen einer deutlich geringeren Alterung der Gehirnzellen!

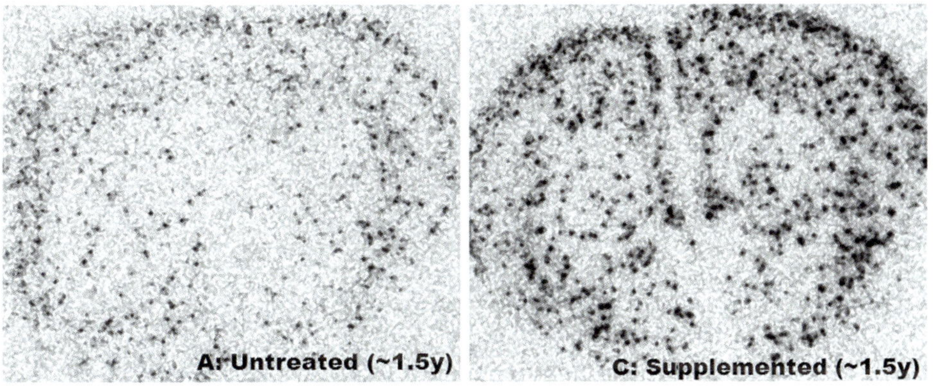

Abb. 44: Gewebeschnitt mit deutlich vermehrtem Vorkommen von Botenstoffen im Gehirngewebe der Mäuse, die eine Nahrungsergänzung erhalten hatten (rechtes Bild). (Fotos aus Aksenov, V. et al. in: Experimental Biology and Medicine 2010; 235:66)

Die Beurteilung der Ergebnisse durch die Forscher ergab folgende eindeutige Feststellung: »Die Verbesserung der Zellfunktion übertrifft bei Weitem den Gewinn an Lebensverlängerung bei den Tieren! Und auch für die immer älter werdenden Menschen dürfte der Erhalt der Gesundheit und Lebensqualität im Alter größere soziale und ökonomische Vorteile mit sich bringen als die einfache Verlängerung der Lebensspanne!«

Dieser Feststellung zur Bedeutung von Ergänzungsmaßnahmen aus qualifizierter Quelle möchten wir an dieser Stelle nichts mehr hinzufügen! Vielmehr werden wir im nächsten Kapitel einige Hinweise und damit eine Hilfestellung geben, wie sich die Defizite erkennen und in effektive Maßnahmen zur Gesundheitsvorsorge umsetzen lassen, ohne den individuellen Lebensstil komplett auf den Kopf zu stellen.

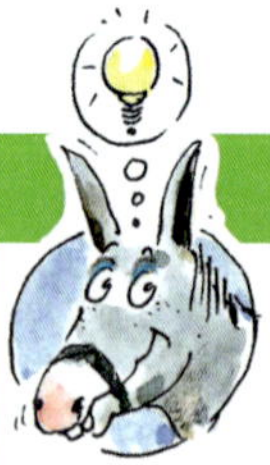

Was unser Eselchen in diesem Kapitel lernen konnte:

Gesundheitsvorsorge ist mehr als Krankheitsfrüherkennung! Der Aufwand für eine effektive Gesundheitsvorsorge lässt sich beschreiben als ein Produkt aus den Faktoren Zeit und Mittel (Geld). Wer weniger Zeit für seine Gesundheit aufbringen kann, muss dies mit einem größeren Einsatz von Geld kompensieren, und umgekehrt! Bei der Umsetzung hat die Verhältnisprävention mit Ersatzmaßnahmen für den Ausgleich der jeweiligen Defizite eine besondere Bedeutung. Die zweitbeste Lösung, die regelmäßig umgesetzt wird, ist effektiver als die beste Lösung, die ein Wunschtraum bleibt.

Individuelle Risikoanalyse und persönliche Konsequenzen

An dieser Stelle kommt endlich unser Eselchen ins Spiel. Es dient als anschauliches Beispiel, wie die Probleme des Lebensstils uns über die Maßen belasten können, aber auch, wie wir uns aus dieser Situation wieder befreien können.

Dem Eselchen ist es nämlich wie den Menschen ergangen: Es hat sich zu viel auf seinen Karren laden lassen, bis das ganze System aus dem Gleichgewicht geraten ist!

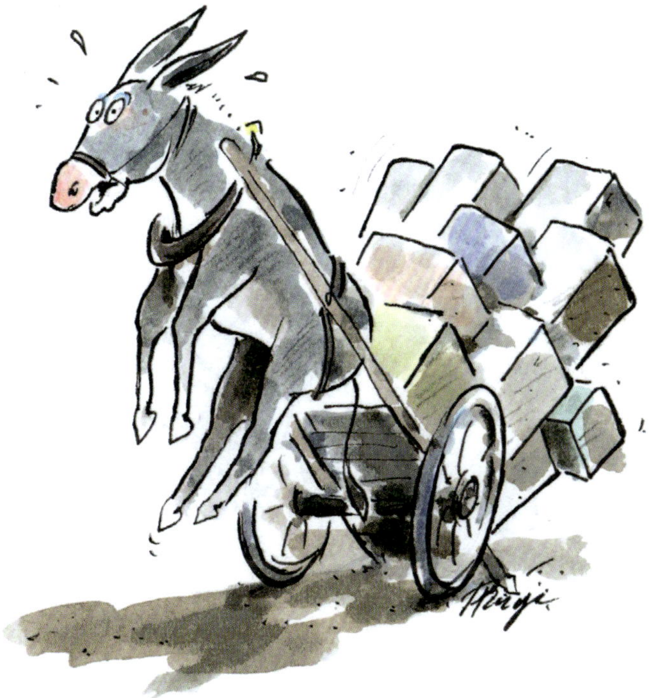

Abb. 45: Wenn ein abgestimmtes System einseitig überlastet wird, gerät es aus dem Gleichgewicht.

Nun kann man sich in sein Schicksal ergeben und sich im wahrsten Sinne des Wortes hängen lassen! Nicht so unser Eselchen! Es hat sich besonnen und überlegt, was wohl an seiner misslichen Situation schuld ist und wie es diese ändern kann. Und siehe da, alsbald ist ihm die richtige Idee gekommen.

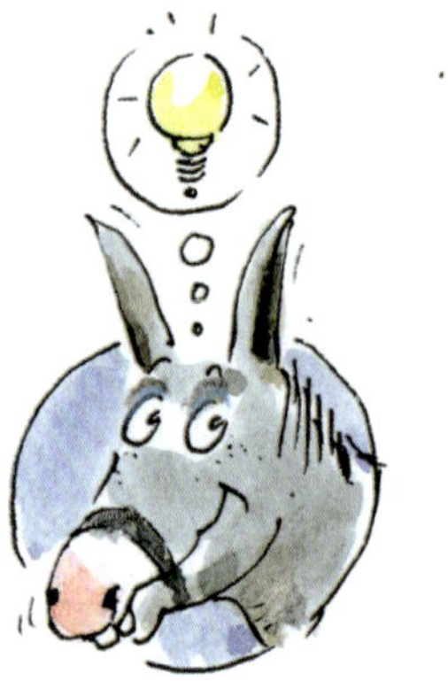

Abb. 46: Auch ein dummes Eselchen hat manchmal eine gute Idee!

Das Eselchen hat die Idee auch gleich wirkungsvoll in die Tat umgesetzt und damit das Gleichgewicht im System wiederhergestellt.

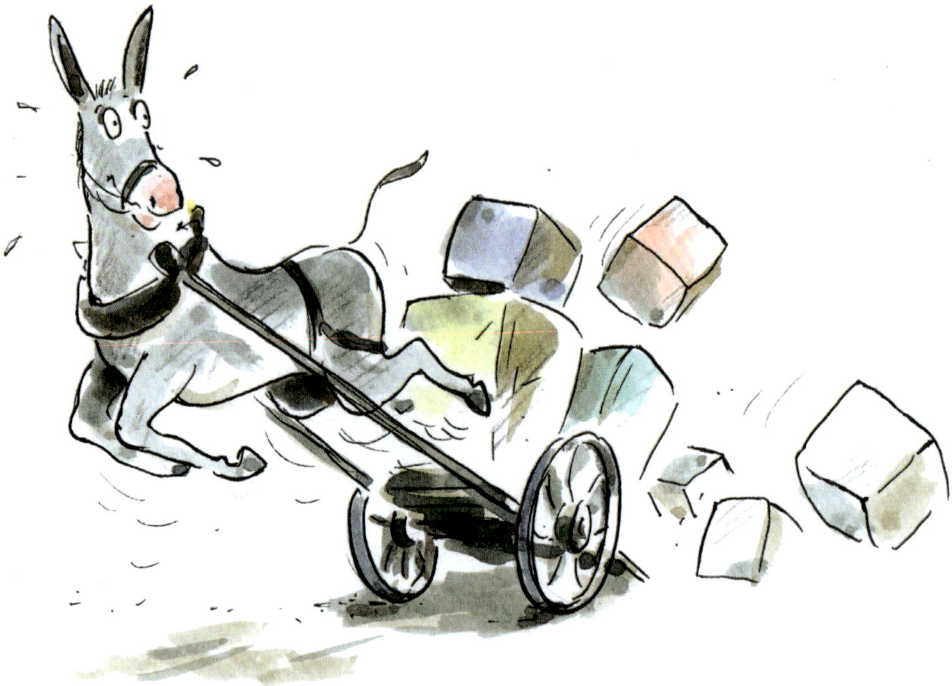

Abb. 47: Erfolgreiche Befreiung von zu großen Belastungen ...

Man kann ihm richtig ansehen, wie gut ihm das tut:

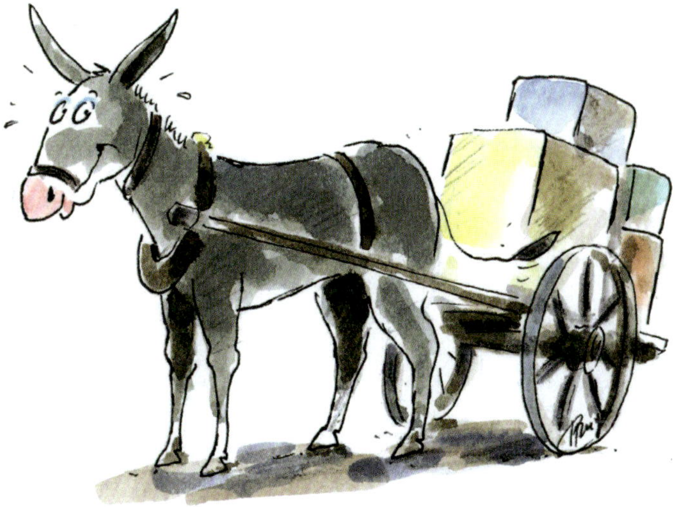

Abb. 48: Wohltuende Wiederherstellung einer ausgeglichenen Situation!

Wir möchten unseren Lesern zu einem ähnlichen Erfolgserlebnis bei der Bewältigung persönlicher Belastungen oder Defizite verhelfen. Mithilfe des nachfolgenden Fragebogens lässt sich eine erste individuelle Risikoanalyse durchführen.

Fragen zum individuellen Lebensstil

	Punkte
1. Leiden Sie bereits an einer der folgenden chronischen Erkrankungen (Herzinfarkt, Arteriosklerose, Schlaganfall, Diabetes, Osteoporose, Arthrose, Depression, Demenz, Rheuma, bösartiger Tumor)?	
☐ Nein	1
☐ Ja	5
2. Wie groß ist Ihr Bauchumfang? (Bitte in Nabelhöhe messen!)	
☐ Frauen: kleiner als 80 cm	1
☐ Männer: kleiner als 90 cm	1
☐ Frauen: 80–85 cm	3
☐ Männer: 90–95 cm	3
☐ Frauen: mehr als 85 cm	5
☐ Männer: mehr als 95 cm	5
3. Wie viel Alkohol trinken Sie regelmäßig?	
☐ Frauen: 0–1 Getränk täglich	1
☐ Männer: 0–2 Getränke täglich	1
☐ Frauen: mehr als 1 Getränk täglich	3
☐ Männer: mehr als 2 Getränke täglich	3
☐ Frauen: mehr als 2 Getränke täglich	5
☐ Männer: mehr als 3 Getränke täglich	5
4. Haben Sie einen erhöhten Blutdruck?	
☐ Nein	1
☐ Ja, behandelt und wieder normal	3
☐ Ja, unbehandelt bzw. weiterhin erhöht	5
5. Haben Sie vermehrt negativen Stress?	
☐ Nein	1
☐ Ja, gelegentlich	3
☐ Ja, regelmäßig	5
Punkte (Übertrag)	

	Punkte
6. Wie viele Portionen (150 g) fetten Fisch essen Sie pro Woche?	
☐ Regelmäßig 2–3 Portionen pro Woche	1
☐ Regelmäßig 1 Portion pro Woche	3
☐ Kein regelmäßiger Fischverzehr	5
7. Wie häufig betreiben Sie eine körperliche Aktivität (Joggen, Radfahren etc., jeweils mindestens 30 Minuten lang) pro Woche?	
☐ Dreimal oder mehr pro Woche	1
☐ Ein- bis zweimal pro Woche	3
☐ Maximal einmal pro Woche	5
8. Rauchen Sie Zigaretten, Zigarren, Pfeife?	
☐ Ich bin Nichtraucher (seit mehr als zwölf Jahren)	1
☐ Ich rauche gelegentlich (nicht mehr als zwei- bis dreimal pro Tag)	3
☐ Regelmäßig (fünfmal und mehr pro Tag)	5
9. Wie viele Portionen Gemüse und Obst verzehren Sie täglich? (Eine Portion entspricht einer Handvoll der jeweiligen Person.)	
☐ Ich esse 6–8 Portionen Gemüse und Obst täglich	1
☐ Ich esse 3–4 Portionen Gemüse und Obst täglich	3
☐ Ich esse 0–2 Portionen Gemüse und Obst täglich	5
10. Wie häufig und wie lange halten Sie sich pro Woche tagsüber im Freien auf?	
☐ Dreimal oder mehr, jeweils mehr als eine halbe Stunde, sowie im Winter ein Urlaub in der Sonne	1
☐ Ein- bis zweimal, jeweils mehr als eine halbe Stunde, jedoch im Winter kein Urlaub in der Sonne	3
☐ Kein regelmäßiger Aufenthalt im Freien	5
Punkte (Übertrag)	
Gesamtpunktzahl	

Auflösung auf der nächsten Seite ⇢

Die erhaltene Gesamtpunktzahl ist wie folgt einzuschätzen:

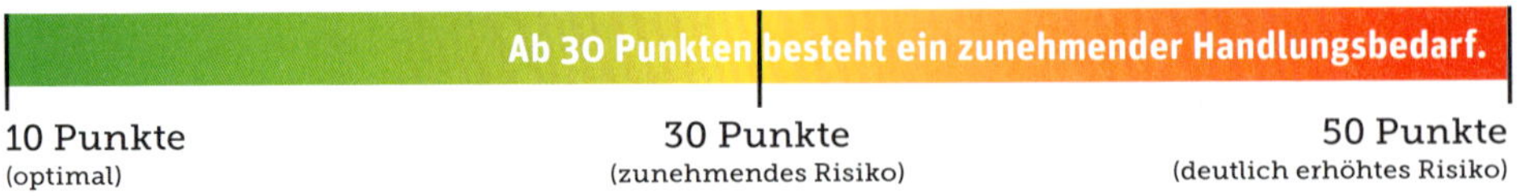
Ab 30 Punkten besteht ein zunehmender Handlungsbedarf.
10 Punkte
(optimal)
30 Punkte
(zunehmendes Risiko)
50 Punkte
(deutlich erhöhtes Risiko)

10 Punkte: Optimal! Sehr niedriges Gesamtrisiko!
(Falls Sie nicht geschummelt haben.)

11 bis 30 Punkte: Leicht bis mäßig gesteigertes Gesamtrisiko

31 bis 50 Punkte: Mäßig bis deutlich gesteigertes Gesamtrisiko

Die Gesamtpunktzahl gibt Ihnen somit einen Anhalt, wie groß Ihr Handlungsbedarf in Sachen Gesundheitsvorsorge ist. Da ein Bild mehr als tausend Worte sagt, können Sie in die Krone des Lebensbaumes Ihre einzelnen Ergebnisse eintragen und die Punkte dann miteinander verbinden.

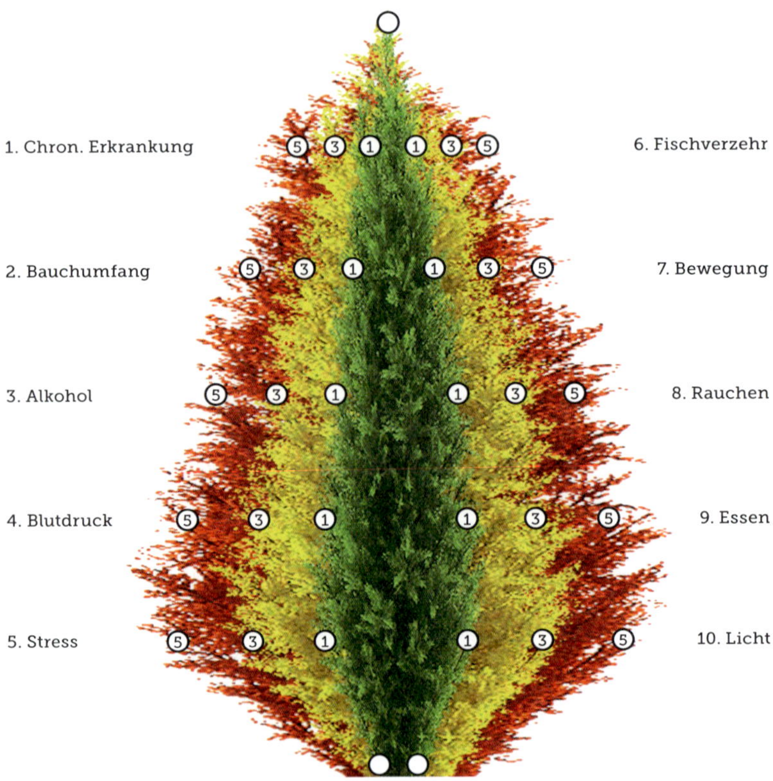

Abb. 49: Je enger die Krone des individuellen Lebensbaumes der inneren grünen Idealkontur entspricht, desto geringer sind die persönlichen Risiken, eine vorhandene chronische Erkrankung zu fördern oder eine neue Erkrankung zu entwickeln. (Schaubild: mip-gbr)

Einen erweiterten Fragebogen zu den Risiken des Lebensstils, der online ausgefüllt werden kann, gibt es auf der Webseite der »Akademie für menschliche Medizin« (www.spitzen-praevention.de). Dort werden die individuellen Ergebnisse der Fragen grafisch als Schutzschirm dargestellt und mit einem kurzen Kommentar versehen.

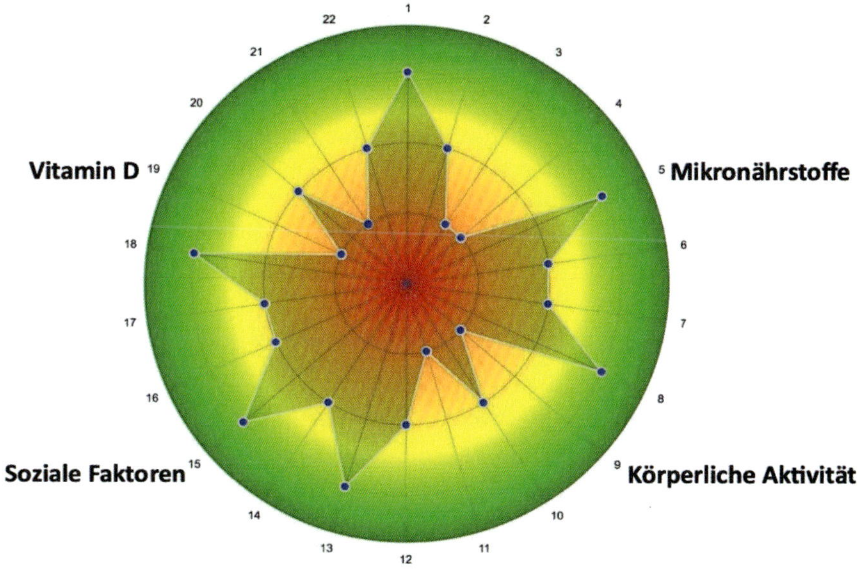

Abb. 50: Dokumentation der Ergebnisse einer individuellen Lebensstil-Risiko-Analyse als »Schutzschirm« gegen Erkrankungen: Das Beispiel zeigt die eingetragenen Antworten zu den Fragen (gute Angaben gleich niedriges Risiko außen, schlechte Angaben gleich hohes Risiko innen). In diesem Fall ergibt sich ein deutlich »zerfledderter« Schutzschirm und damit ein hohes Gesundheitsrisiko. Als Beispiel für die interaktiv abrufbaren Empfehlungen zu den individuellen Antworten wurden einzelne abgefragte Faktoren des Fragebogens in die Grafik eingefügt.

Wer ein Smartphone besitzt, kann sich mit dem nebenstehenden QR-Code auf der Webseite der Akademie einloggen.

Rück- und Ausblick: Wie wir dem Körper helfen können, den Krebs zu überwinden

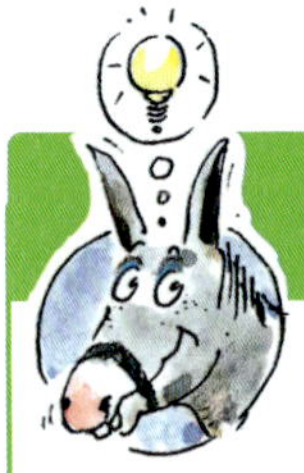

In diesem Kapitel haben wir unser Eselchen an den Anfang gestellt:

Es kann uns erzählen, was es in den vergangenen Kapiteln gelernt hat. Mit dem Konzentrat unserer Ausführungen wollen wir die enormen Möglichkeiten zusammengefasst darstellen, die der Körper zur Vermeidung und Überwindung von Krebs hat – wenn wir ihn durch einen »artgerechten« Lebensstil unterstützen!

Gleichzeitig sollen die verdichteten Aussagen in diesem Kapitel dazu anregen, nochmals die ausführliche Darstellung einzelner Punkte in den jeweiligen Kapiteln nachzulesen, wenn sie für Ihre persönliche Situation eine besondere Bedeutung haben. Auf diese Weise lassen sie sich besonders dauerhaft einprägen.

Doch hier kommt der wichtigste Zweck dieses Kapitels, der ganz oben auf unserer Liste steht! Spätestens an dieser Stelle möchten wir bei unseren Lesern und Leserinnen die Reaktion auslösen:

Wow!!! Das alles kann *ich* machen?!
Damit fange ich heute noch an!

Wenn es uns gelungen ist, diese Aufbruchsstimmung in Ihnen auszulösen, hat sich die Mühe gelohnt, dieses Buch zu schreiben!

Also, los geht es:

1. Der Mensch ist kein einzelnes Lebewesen, sondern ein nicht lineares, sich selbst adaptierendes System, das in ständigem Austausch mit zahlreichen Faktoren aus seiner Umwelt steht, ein Mikrokosmos aus Billionen von menschlichen Zellen, Bakterien und Viren, die symbiotisch zusammen leben und arbeiten.

2. Bedingt durch den technischen Fortschritt der vergangenen Jahrzehnte haben sich unser Lebensstil und unsere Umwelt drastisch verändert, sodass beide nicht mehr »artgerecht« sind. Dies betrifft auch die von uns geschaffene soziale Umwelt.
3. »Artgerecht« ist alles, was der Evolution, dem Betriebsplan der Natur für ein bestimmtes Lebewesen entspricht, dies gilt also nicht nur für den Menschen. Allerdings haben wir diese Erkenntnis bislang am wenigsten beachtet, weil vielfach die Meinung vertreten wird, dass wir schlauer und besser als die Natur sind!
4. Die Veränderungen unserer Umwelt haben nicht nur zu vermehrter Belastung mit Schadstoffen geführt, sondern in noch viel größerem Maße zum Verlust von wertvollen Ressourcen für den Körper, das heißt unter anderem von Schutz- und Betriebsstoffen, die er dringend für seine Billionen Zellen benötigt.
5. Das Missverhältnis von Schutzstoffen zu Schadstoffen führt letztendlich zum Versagen des Stoffwechsels in den Zellen und damit zum Versagen einzelner Organfunktionen. Es entsteht der Natur-Defizit-Effekt.
6. Dieses Versagen erleben wir irgendwann als plötzliches Symptom einer Krankheit – obwohl wir in Wirklichkeit schon über Jahre oder Jahrzehnte hinweg den Körper vernachlässigt haben und objektiv bereits krank waren.
7. Wenn wir uns in dieser Situation damit begnügen, lediglich das Symptom zu behandeln, anstatt die Ursache für die Funktionsstörung im Körper zu beseitigen, bleiben wir krank – auch wenn vorübergehend durch die »übliche Therapie« einzelne Symptome abgeschwächt werden oder ganz verschwinden.
8. Als Konsequenz ergibt sich eindeutig die Forderung, bei jeder chronischen Erkrankung zu hinterfragen, was im Körper falsch gelaufen ist, welche Defizite oder Fehlbelastungen vorliegen. Und was zu tun ist, um den Körper, also das gesamte System und nicht nur eine einzelne Funktion, wieder fit zu machen.
9. Meist werden ursächlich mehrere Faktoren zusammengekommen sein – der auslösende Faktor sollte daher in seiner Bedeutung nicht überschätzt werden. Der berühmte Tropfen kann kein

Fass füllen, es aber jederzeit zum Überlaufen bringen! Entscheidend ist es herauszufinden, was das Fass seit Langem so gefüllt hat, dass es überlaufen musste!

10. Aufgrund der neuesten Forschungsergebnisse ist davon auszugehen, dass die zahlreichen Defizite/Belastungen unseres modernen Lebensstils im Vergleich zu einem artgerechten Verhalten ganz wesentlich daran beteiligt sind, das Fass zu füllen.
11. Dies bedeutet keine persönliche Schuldzuweisung für die Betroffenen: Denn der größte Teil auch des individuellen Lebensstils wird von der jeweiligen Gesellschaft, in die wir hineingeboren werden, und nicht vom einzelnen Menschen geprägt.
12. Die Zahl der Defizite nimmt bedingt durch die falsche Entwicklung unserer Gesellschaft laufend zu. Der Mangel an Sonnenhormon ist eine der »jüngsten Errungenschaften« in diesem Trauerspiel.
13. Für das Krebsgeschehen im Körper hat Vitamin D eine neu entdeckte und ganz besondere Schutzfunktion. Die positiven Eigenschaften des Sonnenhormons gehen jedoch weit über das Krebsgeschehen hinaus und betreffen nahezu alle Zivilisationserkrankungen.
14. Das Ausmaß des Vitamin-D-Mangels in der Bevölkerung ist viel größer als bislang vermutet und betrifft alle Schichten und Altersgruppen.
15. Da eine Rückentwicklung (»Auf die Bäume, ihr Affen!«) nicht möglich ist, benötigen die Menschen praktikable Lösungsansätze innerhalb ihres Lebensumfeldes, um diese Defizite auszugleichen.
16. Diesen Lösungsansatz nennt man »Verhältnisprävention«. Im Gegensatz zur Verhaltensprävention, die bislang überwiegend gepredigt wurde, garantiert die Verhältnisprävention ein großes Maß an Erfolg bei der Umsetzung im Alltag.
17. Voraussetzung für den Erfolg beziehungsweise für die konsequente Umsetzung jeglicher Präventionsmaßnahme ist jedoch die Erkenntnis, dass jeder einzelne Mensch für sich selbst und seine Gesundheit verantwortlich ist. Der Staat kann dies nicht

für alle leisten, auch wenn es manch ein Politiker immer noch vollmundig verspricht!

18. Der Staat muss jedoch die Rahmenbedingungen schaffen, die den verschiedensten Gruppierungen innerhalb der Gesellschaft die Entwicklung einer »Neuen Gesundheitskultur« ermöglichen.
19. In dem Maße, wie die Defizite ausgeglichen und die Belastungen abgebaut werden, wird der Körper in die Lage versetzt, seine Selbstheilungskräfte zu aktivieren und damit die Funktionsstörungen zu beenden. Diese Fähigkeit war bereits in der Antike bekannt als der »Innere Arzt« und ist das Ergebnis der Evolution über Milliarden von Jahren.
20. Ob es zu einer vollständigen Heilung kommen kann, hängt davon ab, wie lange und wie ausgeprägt die Funktionsstörung zuvor bestanden hat und ob bereits irreparable Schäden vorliegen.
21. Der Selbstheilungsprozess ist unabhängig vom Alter – wenn das System nicht bereits zu sehr zerstört ist.
22. Daraus ergibt sich die klare Möglichkeit, zu jeder Zeit in seinem Leben eine positive Änderung des Zustandes herbeizuführen.
23. Der Erfolg der Maßnahme wird umso größer und nachhaltiger sein, je mehr Defizite und Belastungen abgebaut werden, das heißt, je »artgerechter« letztendlich das Leben wieder gestaltet wird.

Entscheidend ist und bleibt jedoch der Grundsatz:

Es gibt nichts Gutes. Außer: Man tut es!

ANHANG

Das Haus der hellen Köpfe – mit Herz und Verstand

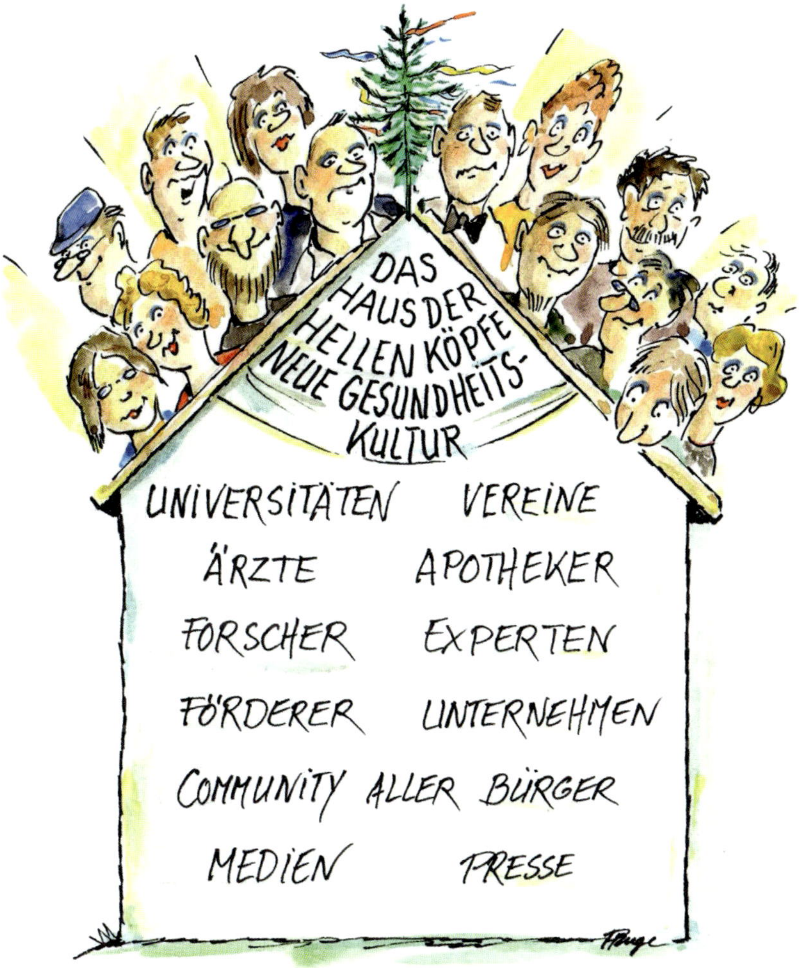

Community für »Spitzen-Gesundheit durch eine neue Gesundheitskultur«

Die hier beschriebene Vision ist die natürliche Konsequenz aus einer sorgfältigen Beobachtung der Entwicklung der Gesellschaft in den letzten Jahrzehnten einerseits und den Forschungsfakten internationaler Datenbanken andererseits. Nicht nur das Gesundheitssystem, sondern auch die Menschen in Deutschland sind in einem schlechten Zustand: Wir sterben fast alle (95 Prozent) an oder mit einer chronischen Krankheit (Herzinfarkt, Diabetes, Krebs etc.) in einer »Institution« (Krankenhaus, Altenheim, Palliativstation) anstatt an Altersschwäche daheim im eigenen Bett!

Dabei sind wir weit davon entfernt, diese Probleme in den Griff zu bekommen, obwohl wir in Deutschland mehr als 1 000 000 000 Euro pro Tag (!) für diese »Pseudo-Gesundheit« ausgeben (**Abbildung 51**). Dass alle modernen Zivilisationen von diesem Phänomen betroffen sind, ist ein schwacher Trost. Ebenso wie die Tatsache, dass in den USA, die allgemein als Technologieführer angesehen werden, die Lebenserwartung bereits seit drei Jahren rückläufig ist.

Einer der Gründe für diese Misere ist das Fehlen einer »Lobby für die Gesundheit« in unserem Land, d. h. ein Zusammenschluss aller

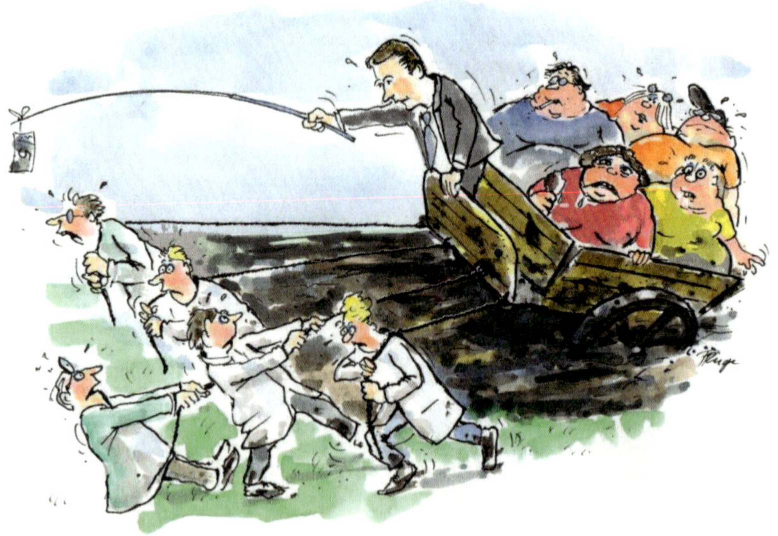

Abb. 51: Gesundheitsmisere in Deutschland als Anlass für die Entwicklung einer neuen Gesundheitskultur.

Kräfte in der Gesellschaft, die den Menschen und seine Gesundheit, also seine Lebensqualität, fördern und nicht als Objekt ökonomischer Interessen missbrauchen.

Das *Haus der hellen Köpfe* hat als Ziel, den Aufbau einer solchen Lobby für die Gesundheit der Menschen und weitere Ziele (wie eine neue Gesundheitskultur) im Rahmen eines Wandels der Gesellschaft insgesamt zu fördern. Dabei gelten die alten Weisheiten: »Gemeinsam statt einsam!« und »Zusammen sind auch die vermeintlich Schwachen stark!«. Die daraus entstehende Community hat einen doppelten Effekt: zum einen auf Gesellschaftsebene (Lobby für die Gesundheit) jedoch auch für jeden Einzelnen – in der Entwicklung seiner eigenen evolutionären Potenziale in einer solchen (schützenden) Gemeinschaft gleichgesinnter Menschen.

Analyse der aktuellen Gesundheitssituation und Beschreibung einer Vision

Knapp achtzig Jahre nach dem Ende des Zweiten Weltkriegs und einer darauf folgenden beispiellosen wirtschaftlichen Erfolgsgeschichte befindet sich das Gesundheitssystem in Deutschland und damit auch der Gesundheitszustand der Bevölkerung in einer katastrophalen Verfassung, während die Krankheitslast laufend steigt (siehe **Abbildung 1**, Seite 11). Betroffen sind alle Bereiche: In den Krankenhäusern fehlt es an Personal, und das vorhandene ist infolge Überbelastung durch administrative Tätigkeiten und Unterbezahlung gestresst. Im Jahr 2023 sind 40 Krankenhäuser in Konkurs gegangen, d. h. sie stehen zukünftig für die Versorgung der Bevölkerung nicht mehr zur Verfügung.

Im ambulanten Bereich fehlt es ebenfalls zunehmend an Ärzten, woraus sich lange Wartezeiten für Diagnostik und Therapie ergeben. Die Personalsituation in den Praxen sieht ähnlich aus wie in Krankenhäusern. Die sprechende Medizin wurde bereits vor Jahren abgeschafft, es zählt nur noch die messbare Leistung – ambulant wie stationär. Zusätzlich kommt es zu Störungen im Bereich der Arzneimittelversorgung. In dem immer schon kritischen Bereich der psychosozialen Versorgung können die Zustände nur noch als katastrophal bezeichnet werden. Dies gilt insbesondere für die Versorgung von Kindern und Jugendlichen.

Darüber hinaus ist die Gesundheitskompetenz der Bevölkerung grottenschlecht, woran ein Großteil der Medien ganz wesentlich beteiligt ist, da sie anstelle von korrekten Gesundheitsinformationen Propagandamaterial interessierter Großkonzerne verbreitet. Ein eklatantes Beispiel für diese unheilige Allianz ist die hinter uns liegende Corona-Pandemie.

Schaut man allerdings etwas genauer hin, sind dies primär keine medizinischen Probleme. Vielmehr ist die gesamte Gesellschaft abgerutscht (oder gezielt »abgerutscht worden«?), und die medizinischen Institutionen sind von dieser Entwicklung ebenfalls betroffen. Die fehlgeleitete Gesellschaft bietet ihren eigenen Mitgliedern nicht mehr die Lebenswelt/Umwelt, die für eine gesunde Entwicklung und Gesunderhaltung ihrer Mitglieder erforderlich ist (Natur-Defizit-Effekt).

Dabei hat bereits die erste internationale Konferenz zur Gesundheitsförderung der WHO im kanadischen Ottawa im Jahre 1986 den Weg klar vorgegeben. Das Konzept des *Hauses der hellen Köpfe*, das sich heute wie eine Utopie anhört, ist nicht mehr und nicht weniger als ein konkreter und überfälliger Ansatz, um die Inhalte der *Ottawa Charta* von 1986 (endlich) in die Tat umzusetzen.

Die fünf Handlungsbereiche der *Ottawa Charta*:

1. **Entwicklung einer gesundheitsfördernden Gesamtpolitik**: Die Politik muss Gesundheit in allen Bereichen berücksichtigen, um gesunde Lebensbedingungen zu schaffen.
2. **Schaffung von gesundheitsförderlichen Lebenswelten**: Die Gestaltung von Arbeitsplätzen, Wohngebieten, Schulen und anderen Umgebungen muss gesundheitsfördernd sein.
3. **Stärkung gesundheitsbezogener Gemeinschaftsaktionen**: Bürger sollen aktiv an der Gesundheitsförderung beteiligt werden und ihre eigenen Ressourcen nutzen.
4. **Entwicklung persönlicher Kompetenzen**: Menschen sollen

befähigt werden, gesunde Entscheidungen zu treffen und ihre eigene Gesundheit zu stärken.

5. **Neuorientierung von Gesundheitsdiensten:** Gesundheitsdienste sollen nicht nur behandeln, sondern auch auf die Gesundheitsförderung ausgerichtet sein.

Selbst wenn Teile dieser in der *Ottawa Charta* beschriebenen Art von Gesundheit jemals vorhanden waren, sind sie jedoch weiten Teilen der Bevölkerung abhandengekommen: Im 21. Jahrhundert sterben 95 Prozent der Menschen an chronischen Krankheiten, die die Mainstream-Medizin nicht zu heilen vermag. Allein in Deutschland betragen die Kosten der Bürger für diese insuffiziente Versorgung mehr als eine Milliarde Euro. Pro Tag!

Um dieser Misere zu begegnen, wird das *Haus der hellen Köpfe mit Herz und Verstand* gegründet. Die Mitglieder bilden eine Community für »Spitzen-Gesundheit durch eine neue Gesundheitskultur«. Die Mitgliedschaft ist freiwillig und kann jederzeit gekündigt werden. Es handelt sich um ein virtuelles Haus, um jedem den Zugang zu ermöglichen – ganz gleich, wo er wohnt –, eine Sammelstelle (Zentrale) für alle Personen und Institutionen, die an der Gesundheit der Menschen in unserem Land interessiert sind, und gleichzeitig einen Katalysator für eine neue Gesundheitskultur, die von der Gesellschaft (uns allen) zu entwickeln ist.

Ideen und konkrete Vorschläge zur Umsetzung

Die Community des virtuellen Hauses wird zum einen eine Lobby für das Thema Gesundheit in unserer Gesellschaft bilden und die entsprechenden Interessen in allen Institutionen wahrnehmen.

Die Bewohner repräsentieren dabei möglichst alle Facetten (Settings) der Gesellschaft und lassen sich in folgende Kategorien einteilen: den »einfachen Bürger«, die diversen Vertreter der Heilberufe, Experten und Wissenschaftler jeder Couleur bis hin zu Vereinen und Unternehmen ebenfalls aller Richtungen. Einzige gemeinsame Voraussetzung für alle Mitgliedschaften ist der Fokus auf die Gesundheit der Menschen (**Abbildung 52**).

Ziel aller Gruppen ist es, eine neue Definition der Gesundheit umzusetzen – noch über die Vorgaben der *Ottawa Charta* hinaus: *Die Gesundheit entspricht nicht der Abwesenheit von Krankheit, sondern dem optimalen Betriebszustand des menschlichen Körpers unter Entfaltung möglichst aller evolutionär angelegten individuellen Potenziale.* Hierzu gehören auch und vor allem geistig/seelische Aspekte. Als nicht zu verachtender »Nebeneffekt« dieser Lobby-Tätigkeit der Community resultiert eine erhebliche Verbesserung der eigenen Selbstwirksamkeit der Mitglieder zur Potenzialentfaltung.

Da unser Körper als Teil der Biomasse der Erde in ständigem Austausch mit seiner Umwelt steht (**Abbildung 53**), kann sich die Gesundheit nur in einer artgerechten Umwelt (Mitwelt) entwickeln und erhalten. Auch wenn jeder Einzelne aufgefordert ist, mit der Veränderung bei sich anzufangen, so einst Mahatma Gandhi, ist es die Aufgabe der Gesellschaft, eine solche artgerechte Umwelt/Lebenswelt/Mitwelt für ihre Mitglieder zu schaffen und zu erhalten.

Die Forschung der zurückliegenden zwei Jahrzehnte hat uns in die Lage versetzt, nicht nur die Steuerung des Körpers viel detaillierter als zuvor zu erfassen und damit die Ursache der zahlreichen »Zivilisationserkrankungen« zu erkennen, sondern auch neue therapeutische Ansätze zu entwickeln, die in der Lage sind, bisher als unheilbar geltende Krankheiten erfolgreich zu behandeln – inklusive des immer deutlicher werdenden Problems der Traumabewältigung.

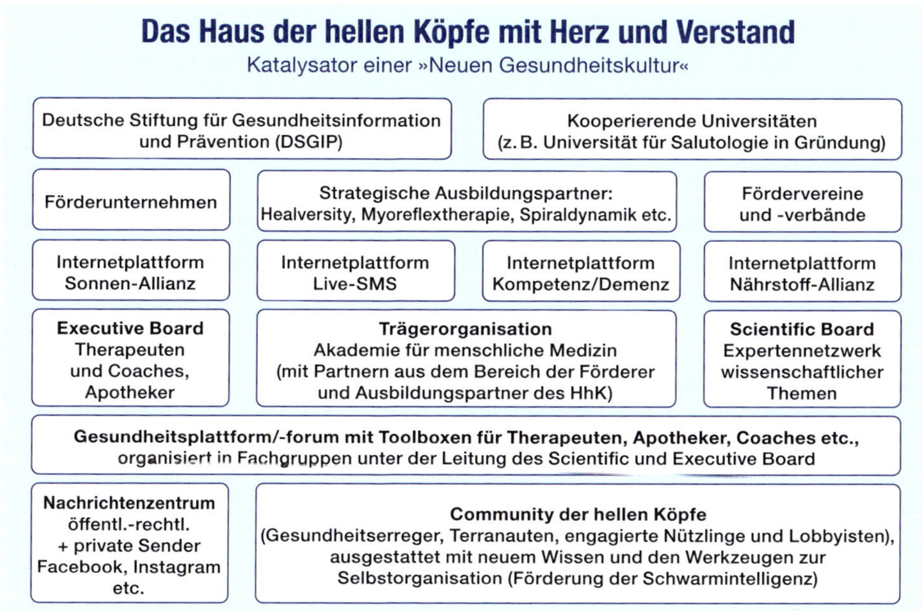
Das Haus der hellen Köpfe mit Herz und Verstand
Katalysator einer »Neuen Gesundheitskultur«
Deutsche Stiftung für Gesundheitsinformation und Prävention (DSGIP)
Kooperierende Universitäten (z. B. Universität für Salutologie in Gründung)
Förderunternehmen
Strategische Ausbildungspartner: Healversity, Myoreflextherapie, Spiraldynamik etc.
Fördervereine und -verbände
Internetplattform Sonnen-Allianz
Internetplattform Live-SMS
Internetplattform Kompetenz/Demenz
Internetplattform Nährstoff-Allianz
Executive Board Therapeuten und Coaches, Apotheker
Trägerorganisation Akademie für menschliche Medizin (mit Partnern aus dem Bereich der Förderer und Ausbildungspartner des HhK)
Scientific Board Expertennetzwerk wissenschaftlicher Themen
Gesundheitsplattform/-forum mit Toolboxen für Therapeuten, Apotheker, Coaches etc., organisiert in Fachgruppen unter der Leitung des Scientific und Executive Board
Nachrichtenzentrum öffentl.-rechtl. + private Sender Facebook, Instagram etc.
Community der hellen Köpfe (Gesundheitserreger, Terranauten, engagierte Nützlinge und Lobbyisten), ausgestattet mit neuem Wissen und den Werkzeugen zur Selbstorganisation (Förderung der Schwarmintelligenz)

Abb. 52: Schematische Darstellung des *Hauses der hellen Köpfe mit Herz und Verstand.* (Cura Nova)

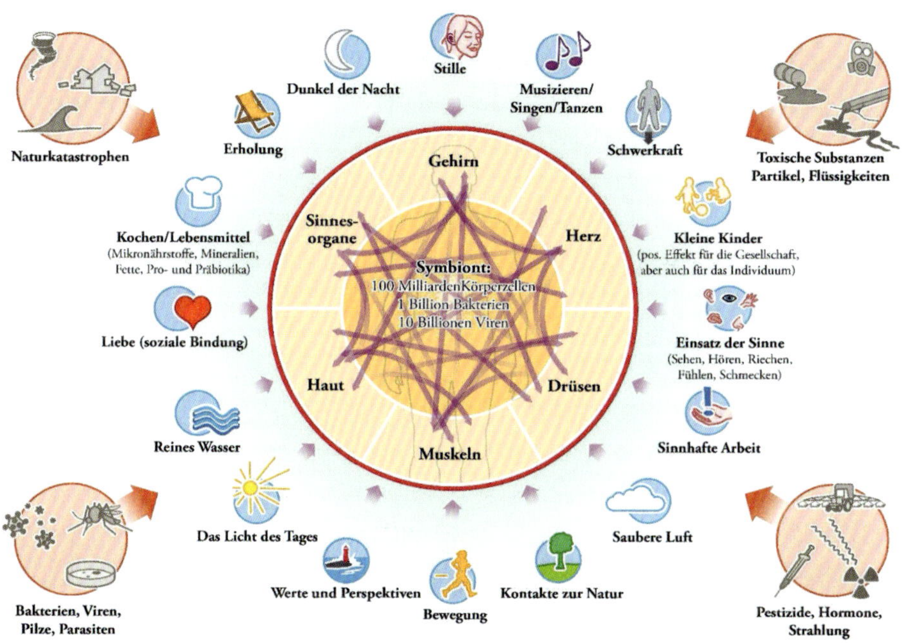

Abb. 53: Der Mensch und seine epigenetische Steuerung durch seine Lebenswelt. (Emde Grafik, © Prof. Jörg Spitz)

Bedauerlicherweise werden diese Erkenntnisse eben nicht von den offiziellen Medien verbreitet und sind noch längst nicht Bestandteil der Mainstream-Medizin. Ein absoluter Schwerpunkt der Ziele des *Hauses der hellen Köpfe* ist daher neben der Vertretung der Gesundheitsinteressen der Gesellschaft insgesamt die Vermittlung dieses außerordentlich bedeutenden Wissens – zunächst vorwiegend innerhalb der Community, später dann auch in der gesamten Gesellschaft.

Eine Gemeinschaft mit dem Motto »Geben und Nehmen«

Die Mitgliedschaft im *Haus der hellen Köpfe mit Herz und Verstand* ist zu beantragen und schließt die Kenntnisnahme solider Gemeinschaftsregeln ein. Bei eklatanten Verstößen gegen diese Regeln können die betreffenden Mitglieder von einem repräsentativen Gremium ausgeschlossen werden.

Alle Bewohner (reine Mitglieder sowie auch Profis und Unternehmen) leisten einen Beitrag zur Funktionsfähigkeit des Hauses – entweder monetärer Natur oder sie stellen als Experten ihre Expertise ohne Berechnung zur Verfügung. Somit profitieren alle Mitglieder, also »Bewohner« des Hauses, von ihrer Mitgliedschaft. Unter anderem gelten beispielsweise Vorzugskonditionen für die Leistungen untereinander und für das Leistungsangebot der AMM. Den Förderunternehmen ist freigestellt, ob sie ebenfalls Sonderkonditionen für die Mitglieder der Community anbieten.

Ferner erhalten insbesondere die Therapeuten und Experten eine deutlich erweiterte Sichtbarkeit untereinander und in der Gesellschaft. Dies trifft auch für die Unternehmen zu. Letztendlich entwickelt die Gesamtheit der Bewohner eine Schwarmintelligenz von bislang ungeahntem Ausmaß – im Innen wie im Außen. Dies bedeutet natürlich auch die Möglichkeit der Entfaltung eigener Potenziale und damit einer wesentlichen Steigerung der persönlichen Effizienz jedes einzelnen Bewohners, d. h. die Ermächtigung zur Selbstverwirklichung!

Mögliche Ziele der Community

im Außen (Lobby-Arbeit)	im Inneren (Potenzialentfaltung)
Lobby-Arbeit für die Gesundheit	Aufbau eines gesunden Wir-/Gemeinschaftsgefühls mit gegenseitigem Vertrauen
Aufbau einer Toolbox für Lobby-Arbeit	Aufbau von Interessensgemeinschaften für definierte Themen (z. B. Spiritualität)
Einflussnahme auf Gesellschaftsthemen mit akt. gesundheitlicher Relevanz	Schulung der Mitglieder in Sachen aktuelle Gesundheitskompetenz
Aufbau dezentraler Lebensbereiche mit artgerechten Verhältnissen, Blue Zones	Entwicklung einer Kontaktbörse
Schutz von Einzelpersonen (Experten) vor persönlichen Angriffen	Aufarbeitung individueller und allgemeiner Traumata (z. B. Kriegsfolgen)
Erarbeitung interdisziplinärer Standards in der Medizin & Pflege (Leitlinien)	Förderung individueller Potenziale, insbesondere bei Kindern
Entwicklung von neuen Rahmen-Richtlinien für Kitas und Wohnheime	Beseitigung alter Dogmen (Kirche, Staat, Medizin)
Beseitigung der Medikalisierung der Gesellschaft	Aufbau einer eigenen Krankenversicherung

Tab. 13: Auflistung (unvollständig) möglicher Ziele der Community: Neben der Lobby-Arbeit (im Außen) wird ein weiterer Schwerpunkt der Arbeit der Community des *Hauses der hellen Köpfe mit Herz und Verstand* der Aufbau einer soliden Gesundheitskompetenz und die individuelle Potenzialentfaltung der Bewohner des Hauses (im Inneren) sein: Ermächtigung zur Selbstverwirklichung.

Einzelmaßnahmen, Werkzeuge und Projekte

Ein wichtiges Werkzeug aus der Toolbox des *Hauses der hellen Köpfe* wird eine Kontaktbörse innerhalb des Hauses sein, die von allen Bewohnern für beliebige Projekte genutzt werden kann. Auf dieser Basis können sich u. a. Arbeitsgemeinschaften definieren und organisieren. Als Beispiel sei die »AG für interdisziplinäre Onkologie« genannt, die – längst überfällig – die neuesten Forschungsergebnisse der Biologie, Soziologie und Psycho-Neuroimmunologie in neue, interdisziplinäre Leitlinien fasst, um den Therapeuten diese für ihre tägliche Arbeit zur Verfügung zu stellen. Solche neuen, interdisziplinären Leitlinien lassen sich praktisch für alle bisher nicht heilbaren

Krankheiten entwickeln und führen dann zu wesentlich größeren therapeutischen Erfolgen (bis hin zur Heilung), als dies bislang in der Mainstream-Medizin für möglich gehalten wurde (**Abbildung 53**).

Andere potenzielle Arbeitsgemeinschaften betreffen »Geburt und Tod als zwei natürliche Abschnitte des menschlichen Lebens«, die in unangemessener Weise in den letzten Jahrzehnten »medikalisiert« wurden (s. I. Illich: Die Nemesis der Medizin, 1995).

Das Gleiche gilt für überfällige Änderungen in der Verpflegung öffentlicher Einrichtungen (Kita, Schule, Behörden, Altenheime etc.). Was dort derzeit angeboten wird, ist ganz wesentlich an der gesundheitlichen Misere vor allem unserer Kinder beteiligt ist (siehe Ulrike von Aufschnaiter: »Deutschlands kranke Kinder«).

Ferner ist die Einrichtung eines Medienzentrums vorgesehen, in dem neben den etablierten staatlichen Rundfunkinstitutionen auch zahlreiche kleinere und internationale Nachrichtenquellen vertreten sein werden. Hier können sich die Bewohner ihre eigene Meinung bilden.

Zusätzlich bietet sich die Einrichtung von »Erfahrungsbörsen« für die unterschiedlichsten Themenbereiche an, in denen die Mitglieder des Hauses über ihre eigenen Erfahrungen in diesen Bereichen zum Nutzen der übrigen Mitglieder berichten.

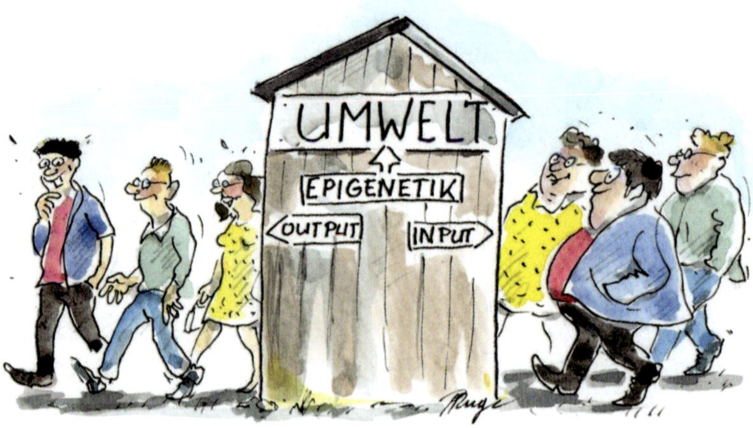

Abb. 54: Neue Forschungsergebnisse führen zu neuen, kausalen therapeutischen Ansätzen bis hin zur Heilung durch den »inneren Arzt«.

Des Weiteren, aus einer unendlich langen Liste von Beispielen für eine neue Gesundheitskultur, sei die Entwicklung neuer Wohnformen genannt. Hierbei geht es nicht so sehr um die Begrünung der Städte, sondern um passende Räumlichkeiten für größere Lebensgemeinschaften, die wieder ein Zusammenleben der Generationen ermöglichen anstelle des Siechtums in einzelnen Ghettos.

Mittelfristig bietet sich ein Projekt zur Erweiterung an: »Haus der hellen Köpfe International« für alle Bürger, die ihr Geburtsland aus welchen Gründen auch immer verlassen haben und ihren ersten Wohnsitz nicht mehr in Deutschland bzw. im D-A-CH-Raum haben, sondern über die ganze Welt verstreut sind. Für sie kann das *Haus der hellen Köpfe mit Herz und Verstand* die »Community für Spitzen-Gesundheit International« eine verlässliche Informationsquelle im Internet werden, wo auch immer sie sich aufhalten.

Auch kann in diesem geschützten Bereich des *Hauses der hellen Köpfe* ein weiteres, wichtiges Thema (wieder-)entwickelt werden: Achtsamkeit und Spiritualität. Letzteres ist ein ebenfalls weitverbreitetes Defizit in der Bevölkerung, wird jedoch häufig als unnötige Esoterik abgetan. Dabei hat die Psycho-Neuroimmunologie zweifelsfrei die Bedeutung der Gedanken im Allgemeinen und insbesondere des Gefühls, »irgendwo da oben angebunden zu sein«, für unsere Gesundheit belegt. Ein exklusives Werkzeug, das von der Akademie für menschliche Medizin als Organisator des *Hauses der hellen Köpfe* zur Verfügung gestellt wird, ist der »Gesund-Leben-Fragebogen«. Er ist internetbasiert und interaktiv! Dies bedeutet, dass erstmals eine konkrete Bestandsaufnahme der Risiken in der Lebenswelt des Einzelnen auf der Basis von mehr als zwanzig Fragen zu allen Bereichen möglich ist und für konkrete Empfehlungen zur Änderung des Lebensstils genutzt wird. Anlass für die Entwicklung dieses Fragebogens ist der Umstand, dass die Mehrheit der Menschen unserer Gesellschaft über keine Vorstellung vom Ausmaß der Defizite natürlicher Ressourcen und über den Umfang des Einflusses schädlicher Faktoren aus der technischen Umwelt verfügt (Herbizide, Pestizide, Mikroplastik etc.). Auch hier gilt das Motto: Wissen ist Macht, und Unwissenheit ist Ohnmacht!

Die Darstellung der individuellen Antworten auf die Fragen ergibt einen Schutzschirm, der weitestgehend vollständig ist, wenn man über die nötigen Ressourcen verfügt. Fehlen diese oder finden sich reichlich negative Einflussfaktoren, weist dieser Schutzschirm an vielen Stellen Defekte auf und macht deutlich, dass ein Schutz nicht mehr gegeben ist (siehe **Abbildung 50**). Werden die entsprechenden Positionen in der Grafik auf dem Bildschirm angeklickt, erfolgt interaktiv die Bereitstellung von Empfehlungen zur gezielten Änderung des individuellen Lebensstils.

Selbstverständlich werden auch gesamtgesellschaftliche Themen auf dem Programm der Community stehen: Aus den zurückliegenden drei Jahren ergibt sich die Forderung nach der Wiedereinführung einer wissenschaftlichen Diskussionskultur. Niemand darf wegen seiner wissenschaftlichen Überzeugung diskreditiert werden – es sei denn, diese verletzt die Grundrechte anderer Personen. Ebenso ist anzustreben, die Diskreditierungen der vergangenen Jahre aufzuarbeiten und die Betroffenen zu rehabilitieren sowie die Verursacher zur Verantwortung zu ziehen.

Dies alles sind Bausteine einer dringend erforderlichen neuen Gesundheitskultur, die nicht nur die Gesellschaft gesünder machen, sondern auch die Gesundheitskosten drastisch reduzieren wird. Konsequenterweise bietet sich die Einrichtung einer eigenen Krankenkasse für die Bewohner des *Hauses der hellen Köpfe* an, deren monatliche Beitragssätze mit Sicherheit weit unter denen der heute üblichen Krankenversicherungen liegen dürften.

Wer nun Bedenken hat, ob eine einzelne Institution wie das *Haus der hellen Köpfe* all dies allein bewegen kann, liegt absolut richtig und dennoch falsch: Obwohl die Punkte in **Tabelle 13** lediglich eine vorläufige und unvollständige Liste des zu erwartenden Leistungsspektrums der Community darstellen, wird diese auf der Basis der individuellen Fähigkeiten ihrer Mitglieder und der sich ausbildenden Schwarmintelligenz noch zu weit umfangreicheren Leistungen in der Lage sein.

Voraussetzung für die Entwicklung einer solchen Schwarmintelligenz ist allerdings der Ersatz des derzeit in der Gesellschaft vorherrschenden Konkurrenzdenkens durch die in der Natur übliche Symbiose, d. h. eine effizienzfördernde Zusammenarbeit als Basis der Evolution.

Das *Haus der hellen Köpfe* liefert dabei bewusst »lediglich« den Rahmen, also das Milieu für die Entwicklung der Schwarmintelligenz der Community als auch die Basis für die Förderung der individuellen Potenziale der einzelnen Mitglieder. Die Umsetzung der zahlreichen positiven Aspekte obliegt den Bewohnern selbst, stellt somit eine bislang einzigartige Chance der Selbstverwirklichung dar.

Daher gibt es kaum eine vergleichbare Alternative: Engagieren Sie sich in der »Community für Spitzen-Gesundheit« und werden Sie Mitglied im *Haus der hellen Köpfe mit Herz und Verstand*!

So finden Sie uns:
https://haus-der-hellen-koepfe.de

Empfehlenswerte Literatur

Prof. Richard Béliveau und Dr. Denis Gingras
Krebszellen mögen keine Himbeeren
Nahrungsmittel gegen Krebs
Kösel-Verlag, München, überarbeitete Neuausgabe 2018

Dieses Buch präsentiert die aufsehenerregenden Erkenntnisse zweier Molekularmediziner. Auf biochemischer Ebene haben sie den genauen Zusammenhang zwischen Ernährung und Krebs erforscht und können für Erkrankte sowie in der Prävention erstmals verlässliche Anhaltspunkte für die tägliche Ernährung vermitteln. Ihre Untersuchungen zeigen zweifelsfrei, dass der Verzehr von ganz bestimmtem Obst und Gemüse ein Schlüsselfaktor zur Reduzierung des Krebsrisikos ist und sogar Mikrotumore töten kann!

Johannes F. Coy
Die neue Anti-Krebs-Ernährung
Wie Sie das Krebs-Gen stoppen
Gräfe und Unzer, München 2019

Dass etwas so Einfaches wie die tägliche Ernährung bei einer so gefährlichen Krankheit wie Krebs wichtig sein kann, klingt zunächst überraschend. Und doch kann eine veränderte Ernährungsweise eine wichtige Ergänzung zu den konventionellen Therapien darstellen. Dr. Johannes Coy hat eine Entdeckung gemacht, die für alle, die dem Krebs den Kampf angesagt haben, einen Meilenstein darstellt. Während seiner langjährigen Forschungstätigkeit hat er das Gen TKTL 1 und den damit verbundenen Vergärungsstoffwechsel entdeckt. Er leitet aus seinen revolutionären Forschungsergebnissen eine spezielle Ernährungsform ab, die aggressive Krebszellen aushungert.

Rainer Johannes Klement
Krebs – Weckruf des Körpers:
Krebs verstehen, vermeiden, ganzheitlich behandeln
Deutscher Wissenschaftsverlag, Baden-Baden, 3. Auflage 2023

In diesem Buch werden sowohl für Experten als auch für Laien anschaulich Ursachen, Entstehung und evolutionäre Hintergründe von Krebs erklärt und daraus logisch nachvollziehbare Strategien abgeleitet, wie man seine Resilienz gegenüber dieser Erkrankung stärken kann. Der Autor arbeitet als Medizinphysiker-Experte in der Strahlentherapie, sein Forschungsschwerpunkt ist die Onkologie. Er gehört zu den weltweit meistzitierten Wissenschaftlern im Bereich ketogene Ernährung und Krebs. Er bespricht in seinem Buch Themen wie artgerechte Bewegung und Ernährung, Entgiftung, Kälte, Sauerstoff und Spiritualität und will vor allem eines: Hoffnung schenken, dass es immer möglich ist, seine Gesundheit selbst in die Hand zu nehmen und aktiv zu stärken!

Weston Andrew Price
Ernährung und körperliche Degeneration
Mobiwell Verlag, Immenstadt 2020
ISBN 978-0-87983-816-4

Dieses Buch ist im Original bereits 70 Jahre alt und doch so aktuell wie nie! Sein Autor war Präsident der amerikanischen Gesellschaft für Zahnmedizin. Bereits damals stritten die »Hygieniker«, die die Zähne durch Putzen gesund erhalten wollten, mit den »Ernährungsanhängern«, für die die Gesundheit der Zähne von einer richtigen Ernährung abhing. Der Autor reiste durch die ganze Welt und besuchte zwölf von der Zivilisation noch unbelastete Stämme. Sein Fazit: Trotz unterschiedlichster Speisepläne waren die Zähne der Menschen so lange gesund, wie die ursprüngliche, unbearbeitete Nahrung gegessen wurde. Sobald Konservendosen diese ersetzten, wurden die Zähne krank! Und nicht nur die Zähne!

Miriam Reichel
KrebsLeben
München, 2. Auflage 2025

Dieses Buch ist nicht nur ein Bericht über eine spektakuläre Heilungsgeschichte der Autorin, die im ersten Teil beschrieben wird, sondern geht weit darüber hinaus. So findet sich eine auf profunden Daten beruhende Analyse zu vielen Aspekten der Krebserkrankungen und ihrer Therapie.

David Servan-Schreiber
Anti-Krebs-Buch
Was uns schützt: Vorbeugen und nachsorgen mit natürlichen Mitteln
Antje Kunstmann Verlag, München, aktualisierte Neuausgabe 2011

David Servan-Schreiber war selbst an einem Gehirntumor erkrankt. Der ehrgeizige junge Hirnforscher schöpfte zunächst alle Methoden der Schulmedizin aus, um wieder gesund zu werden. Erst nach einem Rückfall begann er, sich zu fragen, was er selbst, was sein Lebensstil zur Heilung beitragen könne. In einzigartiger Weise verbindet Servan-Schreiber persönliche Erfahrung und Forschungsreport, leicht verständliche medizinische Erklärungen und praktische Ratschläge zu einem »Anti-Krebs-Buch« par excellence: unverzichtbar zur Vorbeugung wie Nachsorge, für Kranke wie Gesunde.

Prof. Dr. Jörg Spitz, Weiß Sebastian
Vitamin D – Immer, wenn es um Leben und Tod geht!
Verlag der Gesundheit, Anger 2020

Aufgrund der inzwischen vorliegenden Fakten lässt sich feststellen, dass sich in allen Versuchslaboren der Pharmafirmen dieser Welt wohl auch zukünftig kaum ein Präparat finden lassen wird, das auch nur annähernd die Eigenschaften von Vitamin D in Bezug auf die präventiven Wirkungen bei chronischen Krankheiten besitzt. In diesem Buch, das wohl das umfassendste seiner Art im deutschsprachigem Sprachraum ist, wird das bereits vorhandene Wissen über Vitamin D mit den neuesten Erkenntnissen anhand von Hunderten Originalzitaten zusammengeführt und in den größeren Kontext der Lebensstilproblematik des 21. Jahrhunderts eingebunden. Anhand aktueller und exklusiver Labordaten wird erstmals seit dem RKI-Report 2015, dessen Erhebungsdaten aus den Jahren 2008 bis 2011 stammen, die Vitamin-D-Versorgungslage in Deutschland neu bewertet – mit unerwartet erfreulichen, jedoch auch alarmierenden Aspekten.

Weiterführende Literatur zum Thema Epigenetik

Joachim Bauer
Das Gedächtnis des Körpers
Wie Beziehungen und Lebensstile unsere Gene steuern
Piper Verlag, München, 2. Auflage 2013

Deepak Chopra und Rudolph E. Tanzi
Super-Gene
Die neuesten Erkenntnisse aus der Neurowissenschaft für ein langes gesundes Leben
Nymphenburger Verlag, München 2016

Johannes Huber
Liebe lässt sich vererben
Wie wir durch unseren Lebenswandel die Gene beeinflussen können
Verlag Zabert Sandmann, München 2011

Bruce Lipton
Intelligente Zellen
Wie Erfahrungen unsere Gene steuern
Koha Verlag, Dorfen, aktualisierte Neuauflage 2016

Der Zellbiologe Bruce Lipton beschreibt, wie unser Denken und Fühlen bis in jede einzelne unserer Zellen hineinwirkt und wie dies auf molekularer Ebene vor sich geht. In leicht verständlicher Sprache und anhand eingängiger Beispiele führt er vor, wie die neue Wissenschaft der Epigenetik die Idee auf den Kopf stellt, dass unser physisches Dasein durch unsere DNS bestimmt würde. Vielmehr werden sowohl unser persönliches Leben als auch unser kollektives Dasein durch die Verbindung zwischen Innen und Außen, zwischen Geist und Materie gesteuert.

Glossar

Fachbegriff	Erläuterung
Adenom	gutartige Zellwucherung, gutartiger Tumor
anamnestische Erhebungen, Anamnese	Vorgeschichte in Bezug auf aktuelle Erkrankung
angiografiert, Angiografie	Darstellung von Blutgefäßen mittels Kontrastmittel
atopische Erkrankung	allergische Erkrankung
autokrines System	spezielle Drüsenfunktion, die Zelle selbst betreffend
Biopsie, Nadel-	Gewebeentnahme zur z.B. mikroskopischen Untersuchung
Defizit	Mangel
Dekompensation	versagender Ausgleich, Zusammenbruch
elementare Bedeutung	grundlegende Bedeutung
endokrin	nach innen absondernd
endokrines System	alle Organe und Gewebe des Körpers, die Hormone produzieren
Endosonografie	Sonografie »von innen« (z.B. über den Darm)
epidemiologische Studien	Untersuchungen zur Häufigkeit von Erkrankungen
Epigenetik	Weitergabe von Eigenschaften auf die Nachkommen, die nicht auf Abweichungen des Erbgutes selbst zurückgehen, sondern auf eine vererbbare Änderung der Genregulation und Genexpression; eng damit verknüpft sind physiologische Prozesse der Individualentwicklung
evidenzbasierte Studie	Untersuchung unter besonderen Voraussetzungen, die die Korrektheit der Ergebnisse sicherstellen soll
experimentelle Studie	auf wissenschaftlichen Experimenten beruhende Studie

Fachbegriff	**Erläuterung**
Fraktur	Knochenbruch
Genese	Ursache, Entstehung
genetische Faktoren	das Erbgut betreffende Faktoren, histologische Untersuchung von Körpergewebe mit dem Mikroskop
humoral	die Körperflüssigkeiten betreffend
Hydroxylierung	chemische Reaktion: Anhängen einer Wasser-Sauerstoff-Gruppierung an ein Molekül
Immunmodulation	Steuerung/Beeinflussung des Immunsystems
initiale Bestimmung	Anfangsbestimmung
Kohortendaten	statistische Daten einer bestimmten Gruppe
Koloskopie	endoskopische Untersuchung des Dickdarms
Komorbidität	unterschiedlich diagnostizierbare und eigenständige Krankheitsbilder, die nebeneinander auftreten
Kompensationsfähigkeit	Ausgleichsfähigkeit
Konversion	Umwandlung, Umkehrung
Kooperation	Zusammenarbeit
lymphogene Metastasierung	durch Lymphgefäße weitergetragene, die Lymphgefäße betreffende Metastasierung
Morbidität	Krankheitsstand, Erkrankungsziffer
Mortalität	Sterblichkeitsziffer
mutiert	spontan im Erbgefüge geändert
Ödem	Ansammlung von Wasser im Gewebe
okkultes Blut	Blut z.B. im Stuhl, das nicht sichtbar ist, chemisch jedoch nachweisbar
Onkologen	»Krebsärzte«
Osteomalazie	Knochenerweichung
oxidativer Stress	Belastung der Zelle durch oxidierende Substanzen oder sogenannte »freie Radikale«

Fachbegriff	**Erläuterung**
Patientenkollektive	bestimmte Gruppen von Patienten
peripher	am Rande befindlich
Pigmenteinlagerung	Farbeinlagerung
Polymorphismen	Vielgestaltigkeit, Verschiedengestaltigkeit
postoperativ	nach einer Operation
präoperativ	vor einer Operation
Primärtumor	Ersttumor, Ausgangstumor
Prognose	Aussicht, wissenschaftliche Voraussage
progredient	zunehmend, fortschreitend
psychosozialer Stress	Belastung, die durch das soziale Umfeld entsteht
Rektoskopie	Darmspiegelung
Rezeptoren	reizaufnehmende Zellen eines Gewebes
Rezidiv	wiederholtes Auftreten, Rückfall
reziprok	umgekehrt proportional
Sekundärprävention	»nachträgliche« Prävention, Vorbeugung des Rezidivs einer Krankheit
Signifikanz	Bedeutsamkeit
Sonnenexposition	Sonneneinwirkung, der Sonne ausgesetzt sein
Steroidhormon	Hormon mit einer bestimmten ähnlichen chemischen Formel, die sich vom Cholesterin ableitet
Supplementation	Ergänzung
synergistischer Effekt	verstärkte Wirkung, die aus dem Zusammenspiel zweier oder mehrerer Stoffe, Faktoren o.Ä. resultiert
synthetisiert, Synthese	zusammengefügt, Zusammenfügung
Tumorgenese	Tumorherkunft, Tumorursache

Stichwortverzeichnis

Bücher, die den Horizont erweitern

mankau

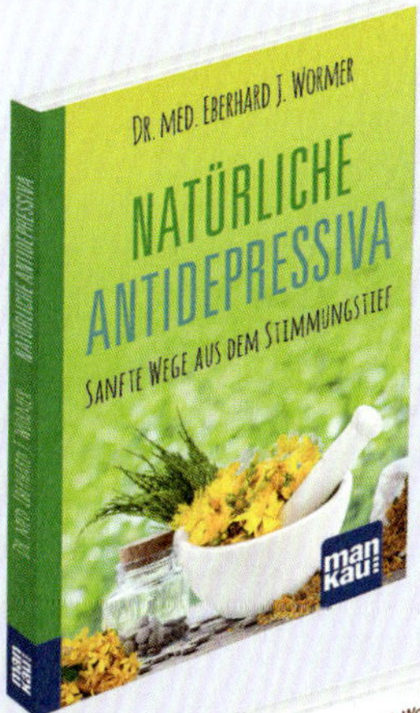

Dr. med. Eberhard J. Wormer

Natürliche Antidepressiva

Sanfte Wege aus dem Stimmungstief

Kompakt-Ratgeber: 12,– € (D) | 12,40 € (A)
ISBN 978-3-86374-664-3 · 158 Seiten

»Dieser Ratgeber stellt zahlreiche nicht pharmakologische, gut verträgliche Antidepressiva und alternative Therapiekonzepte in den Mittelpunkt. (...) Es ist ein überraschend reichhaltiges Angebot, das einzeln oder kombiniert sehr erfolgreich eingesetzt werden kann.« natur & heilen

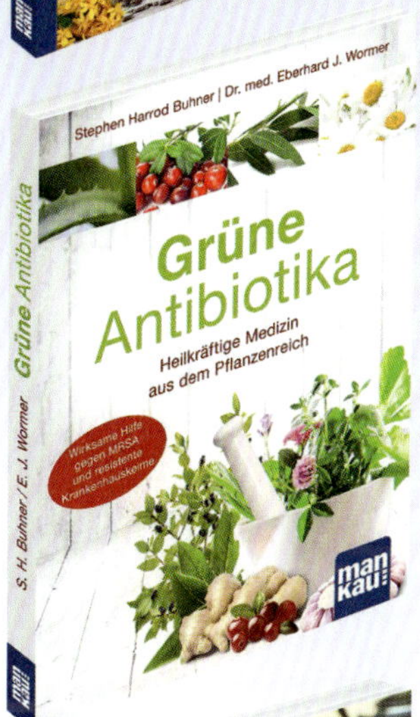

Stephen Harrod Buhner
Dr. med. Eberhard J. Wormer

Grüne Antibiotika

Heilkräftige Medizin aus dem Pflanzenreich

Klappenbroschur: 16,95 € (D) | 17,50 € (A)
ISBN 978-3-86374-224-9 · 190 Seiten

»Umfassende Informationen zum hochaktuellen Thema Antibiotika und deren Missbrauch, inklusive praxisorientierter Empfehlungen zu sanften Alternativen.« NaturApotheke

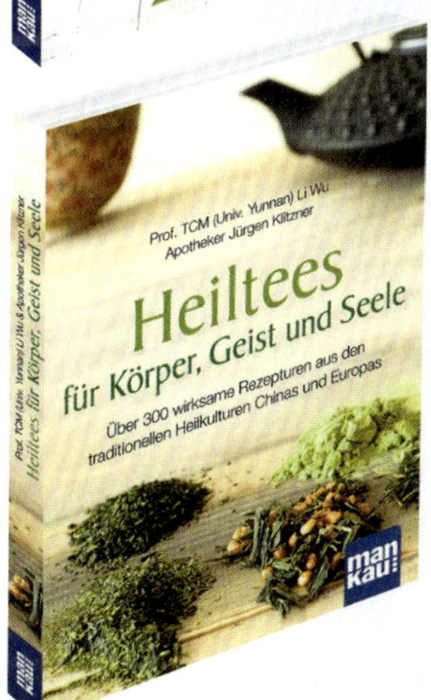

Prof. TCM (Univ. Yunnan) Li Wu
Jürgen Klitzner

Heiltees für Körper, Geist und Seele

Über 300 wirksame Rezepturen aus den traditionellen Heilkulturen Chinas und Europas

Klappenbroschur: 22,– € (D) | 22,70 € (A)
ISBN 978-3-86374-746-6 · 239 Seiten

»Kräutertee ist eines der ältesten Heilmittel. Die Autoren – der eine Arzt für traditionelle chinesische Medizin, der andere Apotheker – führen östliches und westliches Wissen zusammen und listen jeweils ein Rezept für Alltagsbeschwerden auf. bella-Fazit: Zum Nachschlagen, Entdecken, Vergleichen – ein rundum gelungener Ratgeber.« bella